T0220209

Informatorium voor Voeding en Diëtetiek

Majorie Former • Gerdie van Asseldonk
Jacqueline Drenth • Jolanda van Duinen
(Redactie)

Informatorium voor Voeding en Diëtetiek

Dieetleer en Voedingsleer
– supplement 92 – april 2016

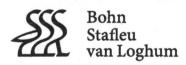

Bohn
Stafleu
van Loghum

Houten 2016

Redactie
Majorie Former
Almere
The Netherlands

Jacqueline Drenth
Garrelsweer
The Netherlands

Gerdie van Asseldonk
Delft
The Netherlands

Jolanda van Duinen
Drachten
The Netherlands

ISBN 978-90-368-1237-5   ISBN 978-90-368-1238-2 (eBook)
DOI 10.1007/978-90-368-1238-2

NUR 893
Basisontwerp omslag: Studio Bassa, Culemborg
Automatische opmaak: Crest Premedia Solutions (P) Ltd., Pune, India

Bohn Stafleu van Loghum
Het Spoor 2
Postbus 246
3990 GA Houten

www.bsl.nl

Voorwoord bij supplement 92

April 2016
Beste lezer,
Dit eerste supplement van 2016 van het *Informatorium voor Voeding & Diëtetiek* bevat een nieuw hoofdstuk over het FODMAP-beperkte dieet bij het prikkelbaredarmsyndroom en drie herziene hoofdstukken uit het deel Dieetleer.

'*Het FODMAP-beperkte dieet bij het prikkelbaredarmsyndroom*' is geschreven door mw. J. Drenth, diëtist, Diëtistenpraktijk Groningen en redactielid van het *Informatorium voor Voeding & Dietetiek*. Het FODMAP-beperkte dieet is een recent in Australië ontwikkeld eliminatiedieet dat klachtenvermindering bij PDS als doel heeft. Het dieet geneest PDS niet, maar geeft bij ongeveer driekwart van de patienten een significante vermindering van de klachten. Het dieet is gecompliceerd en adviezen worden door nieuwe informatie over FODMAPs in levensmiddelen nogal eens bijgesteld. Dit maakt het dieet alleen geschikt voor een selecte groep pa tiënten. Het dieet is controversieel. Vooralsnog ontbreekt gedegen onderzoek naar langetermijneffecten. Begeleiding door een diëtist met voldoende kennis van het FODMAP-beperkte dieet is van belang, aangezien het dieet niet eenvoudig is, en met name veel vragen oproept met betrekking tot welke producten in welke hoeveelheden gebruikt kunnen worden.

Geactualiseerd zijn de volgende hoofdstukken:
Het hoofdstuk '*Cystic fibrosis*', geschreven door mw. dr. J.W. Woestenenk, mw. drs. K.M. de Winter-De Groot en dr. R.H.J. Houwen, allen werkzaam in het Universitair Medisch Centrum Utrecht, locatie Wilhelmina Kinderziekenhuis te Utrecht.

Cystic fibrosis (CF) is een erfelijke stofwisselingsziekte waarbij het basisdefect berust op een niet goed functionerend eiwit, het Cystic Fibrosis Transmembrane conductance Regulator (CFTR). Dit eiwit functioneert als een chloridekanaal in de celmembraan van epitheelcellen, waardoor het secreet van alle extern secernerende klieren in het lichaam abnormaal taai en droog wordt en afvoergangen van luchtwegen, neus, pancreas, lever en voortplantingsorganen verstopt raken. Als gevolg hiervan hebben de meeste patiënten onder meer een stoornis in de vertering van vetten en eiwitten en frequente, vaak ernstige luchtweginfecties. Behandeling is symptomatisch mogelijk door intensieve bestrijding van luchtweginfecties en optimalisering van de voedingstoestand met behulp van adequate en zogeheten energieverrijkte voeding, substitutie van pancreasenzymen en extra vetoplosbare vitaminen. In een multidisciplinair CF-team neemt de diëtist een belangrijke plaats in. Adviezen over de samenstelling van de voeding, energieverrijking, het gebruik van dieetproducten en eventueel sondevoeding en de bespreking van het voedingspatroon in relatie tot leeftijdsadequaat eetgedrag zijn essentieel.

'Obesitas bij volwassenen' is geschreven door dhr. R. van Berkel, diëtist. Het hoofdstuk is gebaseerd op het hoofdstuk dat in 2009 is geschreven door prof. dr. H. Pijl. Obesitas is een veelvoorkomende risicofactor voor een aantal ziekten. Een Body Mass Index van 30 kg/m² of meer wordt geassocieerd met het optreden van hart- en vaatziekten, diabetes mellitus, verschillende vormen van maligniteit en een aantal andere aandoeningen. Gewichtsverlies verbetert het risicoprofiel. Behalve de totale hoeveelheid vet die in het lichaam aanwezig is, is ook de vetverdeling van belang voor de geassocieerde risico's. Obesitas is een multifactorieel bepaalde aandoening. Genetische aanleg, voedingscondities in de baarmoeder en direct na de geboorte, en omgevingsfactoren spelen een pathogenetische rol. Verandering van eetgedrag en lichamelijke activiteit vormen de hoekstenen van de behandeling. De verandering van eetgedrag kan gedragstherapeutisch, medicamenteus of chirurgisch worden ondersteund.

'Nierziekten bij volwassenen' is geschreven door prof. dr. P.M. ter Wee, internistnefroloog, VU medisch centrum te Amsterdam. In dit hoofdstuk worden de belangrijkste functies van de nier beschreven, evenals de anatomie en fysiologie. Daarna worden acute en chronische nierinsufficiëntie, het nefrotisch syndroom en nierstenen behandeld. Hierbij wordt aandacht besteed aan veelvoorkomende oorzaken, de symptomen, het beloop en de behandeling. Tot slot wordt een aantal aanbevelingen voor de praktijk gegeven.

Met vriendelijke groet,
namens de redactie,
Majorie Former, hoofdredacteur *Informatorium voor Voeding en Diëtetiek*

Inhoud

Hoofdstuk 1
Het FODMAP-beperkte dieet bij het prikkelbaredarmsyndroom

April 2016

J. Drenth

Samenvatting

Het FODMAP-beperkte dieet is een recent in Australië ontwikkeld eliminatiedieet dat klachtenvermindering bij prikkelbaredarmsymdroom (PDS) als doel heeft. Het dieet geneest PDS niet, maar geeft bij ongeveer driekwart van de patiënten een significante vermindering van de klachten. Het dieet is gecompliceerd en adviezen worden door nieuwe informatie over FODMAPs in levensmiddelen nogal eens bijgesteld. Dit maakt het dieet alleen geschikt voor een selecte groep patiënten. Het dieet is controversieel. Vooralsnog ontbreekt gedegen onderzoek naar langetermijneffecten. Het dieet wordt veelvuldig toegepast in een aantal Nederlandse ziekenhuizen en in de eerste lijn. 75 procent van de patiënten ervaart een significante verbetering van de klachten tijdens het volgen van het dieet. De klachten verdwijnen echter niet. De ernst van de restklachten is per patiënt verschillend.

1.1 Inleiding

Geschat wordt dat 8-20 procent van de Nederlandse bevolking het prikkelbaredarmsymdroom (PDS) ofwel Irritable Bowel Syndrom (IBS) heeft (www.Fodmapdieet. nl). Het is een functionele gastro-intestinale aandoening, met terugkerende periodes van klachten. PDS kan op alle leeftijden ontstaan, soms na een infectieuze gastro-enteritis (Van der Waaij & Stevens, 2014). De klachten variëren in ernst, van licht tot invaliderend, en bestaan met name uit buikpijn, een opgeblazen gevoel en een veranderd defecatiepatroon. De klachten zijn niet specifiek. De diagnose PDS wordt gesteld op basis van de Rome III-criteria (Dieetleer 'Voeding bij dikke darmaandoeningen' door ir. N.J. Wierdsma en dr. A.A. van Bodegraven).

J. Drenth (✉)
diëtist, diëtistenpraktijk Groningen, Groningen The Netherlands

© 2016 Bohn Stafleu van Loghum, onderdeel van Springer Media BV
M. Former et al. (Red.), *Informatorium voor Voeding en Diëtetiek*,
DOI 10.1007/978-90-368-1238-2_1

Momenteel wordt PDS gezien als een aandoening die tot stand komt op basis van drie met elkaar samenhangende mechanismen:

- een verhoogde sensitiviteit van de darmen (viscerale hypersensitiviteit);
- veranderde motiliteit van de darmen;
- veranderde cerebroviscerale perceptie: men gaat ervan uit dat er bij patiënten met PDS veranderingen zijn op het niveau van het centrale zenuwstelsel, ofwel dat er een direct verband is tussen stress en de darmfunctie (Van Dommelen, 2010; Horst e.a., 2011; Magge & Lembo, 2012).

PDS kent geen effectieve, wetenschappelijk bewezen behandeling. Er is onvoldoende kennis over de vraag waarom voeding klachten veroorzaakt bij PDS. Dit maakt dat patiënten zelf gaan experimenteren met voeding en medicatie.

1.2 Ontstaan van klachten

De fysiologische basis van vele functionele darmklachten is luminale uitzetting (uitzetting van de darmen). Luminale uitzetting heeft niet alleen symptomen van pijn, een opgeblazen gevoel en zichtbare opgezette buik tot gevolg, maar kan ook leiden tot secundaire motiliteitsveranderingen. Deze motiliteitsveranderingen veroorzaken diarree of verstopping. In theorie zou dus een voeding, waarbij minimaal gebruik wordt gemaakt van voedingsmiddelen die uitzetting van de darm tot gevolg kunnen hebben, PDS-klachten kunnen verminderen. Zowel vaste stoffen, vloeistoffen als gassen kunnen luminale uitzetting veroorzaken. Hoewel de hoeveelheid gas in de darmen voor een deel zal bestaan uit ingeslikte stikstof, wordt het grootste deel in de darmen zelf geproduceerd door bacteriële fermentatie. Het volume dat het gas inneemt hangt af van het aantal aanwezige moleculen en van de diffusiecapaciteit van deze moleculen door het epitheel naar de bloedbaan.

Voedingsstoffen die kunnen leiden tot luminale uitzetting hebben minimaal een van de volgende eigenschappen:

- de stof wordt slecht geabsorbeerd in het duodenum;
- de stof bestaat uit kleine moleculen;
- de stof wordt snel gefermenteerd door bacteriën in de dunne darm, waarbij onder andere waterstofgas vrijkomt.

FODMAP's (Fermentabele Oligo-, Di-, Monosachariden And Polyolen) hebben deze eigenschappen (Barrett e.a., 2010; Gibson & Shepherd, 2010).

1.3 Ontwikkeling van het dieet

PDS-klachten kunnen ontstaan als van alle soorten FODMAPs gezamenlijk een te grote hoeveelheid de darm bereikt en daar de intraluminale druk verhoogt via osmose (toename van volume) en fermentatie (toename van gassen). Deze verhoging

Tabel 1.1 FODMAP.

F	Fermenteerbare	Door bacteriën in de dikke darm af te breken. Bij deze fermentatie komen gassen vrij.
O	Oligosachariden (fructanen en galactanen)	Deze komen onder andere voor in tarwe, rogge en peulvruchten
D	Disachariden (lactose)	Deze komen voor in melkproducten.
M	Monosachariden (fructose)	Deze komen voor in fruit en groenten.
A	And	
P	Polyolen (suikeralcoholen)	Deze komen voor in zoetstoffen eindigend op -ol, fruit en groenten.

Bron: www.fodmapdieet.nl

van intraluminale druk zorgt voor luminale uitzetting, met mogelijk de beschreven klachten tot gevolg. Met name bij klachten van gasvorming en pijnklachten kan gedacht worden aan FODMAPs als oorzaak, hoewel de luminale uitzetting ook, zoals eerder beschreven, motiliteitsveranderingen en daardoor obstipatie en diarree tot gevolg kan hebben.

Het doel van het FODMAP-beperkte dieet is klachtenvermindering bij PDS-patiënten (tabel 1.1). Dit doel kan worden bereikt door per patiënt te bekijken welke FODMAPs en welke hoeveelheid FODMAPs klachten veroorzaken. Dit verschilt per patiënt. Op geleide van deze uitkomst kan na het volgen van de eliminatiefase en de herintroductiefase een persoonlijk voedingspatroon worden ontwikkeld zonder of met een te verdragen maar beperkte hoeveelheid van deze FODMAPs.

Polyolen en *oligosachariden* kunnen niet of slecht door de mensen verteerd worden en zullen bij iedereen fermenteerbare koolhydraten zijn (Staudacher e.a., 2014).

Lactose is een disacharide dat in aanwezigheid van voldoende lactase snel omgezet wordt. Wanneer er echter te weinig van het enzym lactase aangemaakt wordt, zal lactose in de darm achterblijven en gefermenteerd worden.

Fructose komt in de voeding voor als monosacharide, als onderdeel van de disacharide sacharose en als polymeer (fructanen). De resorptie van fructose door de darmwand wordt sterk beïnvloed door de aanwezigheid van glucose, omdat de belangrijkste transporter van fructose gekoppeld is aan de transporter van glucose. Wanneer er gelijke hoeveelheden glucose en fructose aanwezig zijn, zoals bij sacharose, zal fructose gemakkelijk worden opgenomen. Wanneer er echter sprake is van vrij fructose (= een overmaat aan fructose in afwezigheid van glucose), zal de fructose minder goed worden geresorbeerd en zich kunnen gedragen als FODMAP wanneer iemand hiervoor gevoelig is.

1.3.1   Indicatie

Het FODMAP-beperkte dieet wordt aangeraden aan PDS-patiënten bij wie de standaardadviezen (Richtlijnen goede voeding en het verbeteren van de vocht- en vezelinname) niet resulteren in vermindering van de klachten. Het laag-FODMAP-dieet is echter zo ingrijpend dat het niet eenvoudig uitvoerbaar is en ook de compliance is laag. Volledige toewijding van de patiënt is belangrijk om het dieet te laten slagen. Het is daarom belangrijk de patiënt goed te informeren over de voor- en nadelen van het dieet.

1.4 Het FODMAP-beperkte dieet

Het dieet bestaat uit twee fasen: de eliminatiefase en de herintroductiefase.

1.4.1 De eliminatiefase

De eliminatiefase duurt minimaal vier tot zes weken, afhankelijk van hoe snel een patiënt vermindering van de klachten ervaart. Soms wordt ook geadviseerd de eliminatiefase zes tot acht weken te laten duren. In deze fase wordt de voeding beperkt in:

- *fructanen*; belangrijkste bronnen:
  - tarwe, gerst en rogge;
  - verschillende soorten fruit en groenten;
  - toegevoegde ingrediënten (fructo-oligosachariden, oligofructose, inuline);
- *galacto-oligosachariden*; belangrijkste bronnen:
  - peulvruchten;
- *polyolen*; belangrijkste bronnen:
  - verschillende soorten fruit en groenten;
  - suikervrije kauwgom en muntjes (zoetstoffen waarvan de naam eindigt op -ol);
- *fructose*; belangrijkste bronnen:
  - verschillende soorten fruit en fruitsap;
  - honing en agavesiroop;
    NB: een voedingsmiddel met een goede glucose-fructoseverhouding wordt wel goed geabsorbeerd; er ontstaat hierbij geen vrij fructose;
- *lactose*; belangrijkste bronnen:
  - melk;
  - melkproducten, zachte kazen.

Een FODMAP-arme voeding kan volwaardig zijn, ondanks het feit dat er veel producten vermeden dienen te worden. Extra aandacht verdient calcium (aangezien de voeding lactosevrij is); goede vervangers zijn sojaproducten (in beperkte mate) of lactosevrije melk. Ook de hoeveelheid voedingsvezel dient goed bekeken te worden. Tarwe, rogge en peulvruchten worden vermeden, evenals veel fruit- en groentesoorten. Wanneer extra voedingsvezel toegevoegd moet worden, kan men kiezen voor psylliumvezels.

Lijsten

Er zijn via internet, instellingen en apps verschillende lijsten met FODMAP-arme en FODMAP-rijke producten in omloop. Deze lijsten worden regelmatig geactualiseerd, omdat steeds meer voedingsmiddelen getest worden op de aanwezigheid van FODMAPs. Op www.fodmapdieet.nl is een uitgebreide patiëntenfolder te downloaden. Hierin is ook een lijst met FODMAP-arme en FODMAP-rijke producten te vinden.

Praktische adviezen
- Check alle ingrediënten van alle voedingsmiddelen die genuttigd worden.
- Gebruik glutenvrij of spelt (zuurdesem) brood.
  NB: het dieet is niet glutenvrij! Omdat zowel tarwe als rogge en gerst in deze fase vermeden dienen te worden, kan glutenvrij brood een oplossing zijn. Ook hierbij geldt echter: beoordeel de ingrediëntendeclaratie op het aanwezig zijn van FODMAPs.
- Gebruik lactosevrije melk(producten) of sojaproducten.
- Vermijd zachte kazen.
- Beperk de variatie en portiegrootte van groenten.
- Beperk de variatie en portiegrootte van fruit.
- Vermijd peulvruchten.
- Vermijd knoflook en ui.
- Vermijd producten die gezoet zijn met polyolen (zoetstoffen waarvan de naam eindigt op -ol).
- Gebruik psylliumvezels in geval van obstipatie.
  Gebruik geen prebiotica in de eliminatiefase. Prebiotica bevatten vaak inuline, een te vermijden voedingsstof.
- Ook het gebruik van probiotica wordt afgeraden; probiotica komen onder andere voor in drankjes die ook lactose bevatten. Ook het gebruik van probiotica in capsulevorm wordt afgeraden in de eliminatiefase.
- Neem niet te grote porties. Wanneer u een grote hoeveelheid FODMAP-arme producten gebruikt, wordt de maaltijd toch FODMAP-rijk.

1.4.1.1   Behandeling door de diëtist

In het eerste consult zal de diëtist een beeld gaan vormen van de duur en de ernst van de klachten van de cliënt. Ook zal besproken worden welke maatregelen genomen kunnen worden om klachten te verminderen, en wat het mogelijke effect van deze maatregelen zal zijn. Hoe is het huidige voedingspatroon, welke triggers ervaart de patiënt zelf als het gaat om het ontstaan van de klachten? Zijn de reguliere behandelingen bij PDS voldoende getest, maar hebben deze voedingsmaatregelen onvoldoende vermindering van klachten teweeggebracht? Of verwacht de diëtist met bijvoorbeeld een verhoging van de hoeveelheid voedingsvezel klachtenvermindering te kunnen bewerkstelligen? Wanneer dit niet zo is, kan in overleg met de patiënt gekozen worden voor het volgen van het FODMAP-beperkte dieet.

Tabel 1.2 FODMAPs in ingrediënten op de voedingswaardedeclaratie van producten.

FODMAPs	Ingrediënten volgens voedingswaardedeclaratie
fructaan	inuline
FOS*	oligofructose
fructose	fructose, fructosesiroop, glucose-fructosesiroop en fructose-maïssiroop
lactose	lactose, botermelk, melkbestanddelen, melkpoeder en wei
polyolen	isomalt, maltitol, mannitol, sorbitol en xylitol

* FOS = fructo-oligosachariden
Bron: www.fodmapdieet.nl

1.4.1.2 Etiketten lezen

Het maken van een goede keuze bij het doen van boodschappen, het feit dat er meer tijd nodig is voor het bereiden van de maaltijden en het op smaak brengen van de gerechten, wordt als probleem gezien. Het kunnen redenen zijn om het dieet niet verder door te zetten (Heyder, 2014; Van der Waaij & Stevens, 2014). Het goed lezen van etiketten is van belang; lastig aspect daarbij is dat de ingrediënten die vermeden dienen te worden, niet altijd goed herkenbaar zijn op het etiket (tabel 1.2).

1.4.1.3 Voorlichtingsmaterialen

Er zijn verschillende voorlichtingsmaterialen ontwikkeld door meerdere organisaties. Voorbeelden zijn de brochure *Richtlijnen FODMAP-beperkt dieet* van het Martini Ziekenhuis Groningen en de brochure *FODMAP* van het Netwerk Orthomoleculair Diëtisten. Ook op de website van Allergieplatform is informatie te vinden. Omdat het dieet in ontwikkeling is, worden de materialen regelmatig herschreven.

1.4.2 Herintroductiefase

Indien een patiënt een substantiële vermindering van klachten aangeeft (klachtendagboek en VAS) kunnen de verschillende FODMAPs worden geherintroduceerd. Iedere FODMAP wordt apart toegevoegd aan het verder strikte FODMAP-beperkte dieet. Op deze manier kan de gevoeligheid voor iedere FODMAP apart worden getest.

Een bepaalde – kleine! – portie van een FODMAP-bevattend voedingsmiddel wordt gedurende drie opeenvolgende dagen of op drie dagen waarbij steeds één of twee 'rustdagen' (= dagen waarop strikt FODMAP-arm gegeten wordt) ingepast in de voeding van de patiënt. Verder wordt er strikt FODMAP-arm gegeten. Indien er klachten optreden (VAS-score) na het gebruik van het FODMAP-bevattende product, wordt het geteste voedingsmiddel opnieuw weggelaten uit de voeding en gebruikt de patiënt het FODMAP-beperkte dieet tot hij/zij de klachten ervaart als gelijk aan de klachten voor de herintroductie (meestal na 3-4 dagen strikt dieet). Pas daarna wordt opnieuw getest.

Er kan getest worden met hetzelfde voedingsmiddel, waarbij men ervan uitgaat dat de hoeveelheid genuttigde FODMAPs de klachten heeft veroorzaakt, en men deze klachten wellicht kan voorkomen door voor een kleinere hoeveelheid van het geteste voedingsmiddel te kiezen. Ook door voor een niet-testdag tussen de testdagen te kiezen kunnen klachten wellicht worden voorkomen.

Na het ontstaan van klachten kan er ook voor worden gekozen een andere FOD-MAP te testen, waarbij de conclusie getrokken wordt dat de klachtenveroorzakende FODMAP vermeden moet worden uit het uiteindelijke dieetadvies. De patiënt bepaalt hierbij, meestal op basis van de ernst van de ontstane klachten.

Maar ook wanneer de geteste FODMAP geen klachten geeft, wordt de betreffende stof opnieuw uit de voeding geëlimineerd. Omdat de totale hoeveelheid FOD-MAPs in de voeding (hoeveelheden verschillende FODMAPs bij elkaar opgeteld) klachten kan veroorzaken kan alleen goed getest worden als de aanwezigheid van andere FODMAPs dan de te testen stof zo veel mogelijk wordt beperkt.

De herintroductiefase duurt minimaal vijf weken. Men start met het introduceren van voedingsmiddelen met één FODMAP-groep, totdat alle FODMAPs afzonderlijk getest zijn. Dan volgen voedingsmiddelen met meerdere FODMAPs (in verband met FODMAP-stapeling) en ten slotte maaltijden met meerdere FODMAP-rijke voedingsmiddelen. De doelen van het herintroduceren van de FODMAPs zijn:

- bepalen van de individuele tolerantie;
- verminderen van kosten (glutenvrij);
- vergemakkelijken van sociale contacten (etentjes bijvoorbeeld);
- verminderen van het aantal te vermijden voedingsmiddelen.

In de praktijk blijkt dat de meeste patiënten gevoelig zijn voor één of twee FOD-MAPs. Na de herintroductie ontstaat dan ook vaak een individueel dieet zonder die ene of twee FODMAPs. De FODMAPs die geen klachten veroorzaken kunnen in normale hoeveelheden toegevoegd worden aan de voeding.

1.4.2.1 Hulpmiddelen

Voor de smartphones zijn er handige hulpmiddelen ontwikkeld. Een voorbeeld is de Monash University app, verkrijgbaar voor Android en iPhone. Deze app is Engelstalig en wordt regelmatig geüpdatet. Ook *FODMAP-friendly* heeft recentelijk een (Engelstalige) app op de markt gebracht. Naast informatie over PDS en de verschillende FODMAPs bevatten de apps een lijst met producten. Per product wordt aangegeven welke FODMAP of FODMAPs dit product bevat, en eventueel hoe hoog het percentage van deze FODMAP is. Er zijn meerdere apps verkrijgbaar, maar niet alle apps zijn betrouwbaar. De apps worden regelmatig geüpdatet. Dit is belangrijk omdat van steeds meer voedingsmiddelen het gehalte aan FODMAPs bepaald wordt. Ook met betrekking tot de invloed van bereiding van een product op het gehalte aan FODMAPs wordt steeds meer bekend. Zo blijkt zuurdesemspeltbrood beter verdragen te worden dan brood bereid met gist.

Omdat het dieet sterk in ontwikkeling is, zijn de adviezen vaak niet eenduidig. Voorlichtingsmateriaal, apps en websites worden niet allemaal even snel geactualiseerd, waardoor via deze media verschillende informatie te vinden is. Dit maakt het toepassen van de richtlijnen voor patiënten, die veel informatie via de media zoeken en vinden, niet eenvoudig.

1.4.2.2 Logo's

Het glutenvrij en lactosevrij logo op de verpakking van een product kan een aanwijzing zijn. In verband met het aanwezig kunnen zijn van andere FODMAP-rijke ingrediënten blijft het etiket lezen van belang. In Australië is inmiddels een FODMAP-friendly logo ontwikkeld (zie app); in Nederland wordt dit logo – begin 2016 – nog niet gebruikt. Wel is er in Nederland een FODMAP-boodschappenboek beschikbaar. Ook dit boek zal regelmatig geüpdatet moeten worden (www.fodmap-foodies.nl).

1.4.2.3 Klachtendagboek

Het is belangrijk dat patiënten een voedings- en klachtendagboek bijhouden tijdens zowel de eliminatiefase als de herintroductiefase van het dieet. Hierdoor krijgt de patiënt meer zicht op zijn klachten en de relatie tussen deze klachten en specifieke voedingsstoffen. Het is verstandig niet alleen de gebruikte producten, maar ook de gebruikte hoeveelheden en, in verband met de exacte samenstelling, het merk van het gekozen product te noteren. Voor de diëtist is het bijgehouden voedings- en klachtendagboek een geschikt middel om toepassingsfouten te kunnen traceren.

1.4.2.4 Visueel-analoge schaal (VAS)

Voor, tijdens en na het volgen van het eliminatiedieet wordt de ernst van de klachten bepaald aan de hand van hun score op een visueel-analoge schaal (VAS). Dit is een psychometrisch meetinstrument, waarbij op een rechte lijn twee uiterste beweringen met betrekking tot de klachten worden aangegeven. Patiënten kunnen de ernst van hun klachten aangeven met een getal tussen 0 (= geen klachten) en 10 (= zeer veel klachten) (figuur 1.1). Alleen de klacht of klachten die de patiënt bij de start van het dieet aangeeft, worden uitgezet op deze schaal. Op basis van de score op de VAS-schaal kan de patiënt samen met de diëtist of huisarts beoordelen of het verder volgen van het FODMAP-beperkte dieet zinvol is.

Sommige patiënten reageren snel op het weglaten van de FODMAPs, bij anderen laat resultaat zes tot acht weken op zich wachten. Het gaat niet om het verdwijnen van de klachten, maar om een significante vermindering. Deze vermindering

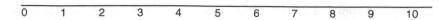

Figuur 1.1 VAS-schaal.

van klachten zal niet voor iedere patiënt even duidelijk zijn. Het is dan ook moeilijk te zeggen wat patiënten kunnen verwachten wanneer zij gaan starten met het dieet. Wanneer er geen of onvoldoende vermindering van klachten is opgetreden terwijl het eliminatiedieet gedurende zes tot acht weken goed is toegepast (let op toepassingsfouten of andere punten, als stress en onvoldoende vocht en vezels, die klachten kunnen doen verergeren!) is het verder volgen van het FODMAP-dieet niet zinvol.

1.4.2.5   Waterstof-ademtest

In Australië wordt aangegeven indien mogelijk een waterstof-ademtest te doen om het eventuele bestaan van fructose-, lactose- of sorbitol-malabsorptie aan te tonen. Wanneer deze test gedaan is, kan het FODMAP-dieet in beperkte vorm worden uitgevoerd. Het Martini Ziekenhuis in Groningen raadt om de volgende redenen het toepassen van deze test af.

1. deze testen hebben een beperkte sensitiviteit en specificiteit;
2. bij deze testen wordt een niet-fysiologische dosis lactose en fructose gebruikt;
3. het effect van de verschillende FODMAPs moet vermoedelijk bij elkaar opgeteld worden. Daardoor lijkt het effectiever om te starten met een eliminatiedieet (FODMAP-beperkt dieet) en bij klachtenvermindering systematisch de verschillende FODMAPs te herintroduceren;
4. het afnemen van de test maakt een verwijzing naar het ziekenhuis noodzakelijk met de daarbij behorende kosten voor patiënt, ziektekostenverzekeraar en maatschappij.

In Nederland is het advies dus om altijd de eliminatie van FODMAPs compleet uit te voeren.

1.5   Resultaten/bewijsvoering

De eerste onderzoeken naar de effectiviteit van het FODMAP-beperkte dieet laten goede resultaten zien. Uit een meta-analyse met in totaal 22 onderzoeken kwam naar voren dat er een significante daling was van de PDS-klachtenscore voor diegenen die het FODMAP-beperkte dieet volgden. Er is daarbij gebruikgemaakt van een gevalideerde vragenlijst naar de ernst van de klachten, de *Irratible Bowel Syndrome-severity score system* (IBS-SSS). Verder gaven volgers van het dieet een verbetering aan van de abdominale pijn, alsmede een vermindering van het opgeblazen gevoel (Marsh e.a., 2015)

Ook in het Martini Ziekenhuis in Groningen is onderzoek gedaan. Van de eerste vijftig patiënten die het FODMAP-dieet volgden, ervoer 84 procent een vermindering van klachten (24% een geringe verbetering, 60% een grote vermindering). Deze resultaten lijken overeen te komen met de resultaten uit andere onderzoeken, bijvoorbeeld in Australië (www.fodmapdieet.nl).

Ondanks de positieve resultaten is het FODMAP-beperkte dieet controversieel. Het aantal onderzoeken is nog beperkt en voornamelijk afkomstig van één Australisch centrum. Bovendien is er commentaar op de opzet van de onderzoeken. Het dieet is nog steeds in ontwikkeling en langetermijngegevens ontbreken over de resultaten en de veiligheid van het dieet, met name in verband met de ontwikkeling van de darmgezondheid en de microbiota (Rao e.a., 2015). De Australische onderzoeksgroep heeft financiële belangen bij het dieet, zoals betaalde apps en boeken. De onderzoeken zijn gedaan met patiënten met een Australisch voedingspatroon, dat anders van samenstelling is dan ons westerse voedingspatroon. De hoeveelheid FODMAPs in de voeding zal dan ook anders zijn in Australië dan bij ons, evenals de te vermijden en toegestane producten. Dit heeft invloed op de toepasbaarheid van het dieetadvies. Ook wordt in onderzoeken bij PDS-patiënten vaak een hoge placeborespons gezien van 38 procent.

Ten slotte zijn er in het verleden vaker diëten bij het prikkelbaredarmsyndroom gepropageerd die achteraf toch niet werkzaam bleken.

Er is nog een aantal onbeantwoorde vragen:

- Het FODMAP-beperkte dieet heeft effect op de samenstelling van de darmflora. Minder FODMAP betekent ook minder prebiotica. Dit kan ook darmklachten veroorzaken en heeft daardoor invloed op de resultaten van de onderzoeken.
- Minder FODMAP betekent ook vaak minder voedingsvezel: waardoor wordt het effect van het dieet veroorzaakt?
- Voor welke PDS-patiënten is het dieet geschikt: voor patiënten met voornamelijk diarreeklachten en/of voor patiënten met voornamelijk obstipatieklachten?
- Goede langetermijndata ontbreken vooralsnog en zijn zeker belangrijk om te bewijzen of het FODMAP-beperkte dieet een standaardtherapie wordt voor mensen met PDS.

1.5.1   Conclusies

Het laag-FODMAP-dieet is (nog) niet opgenomen in de (para)medische behandelprotocollen, zoals de NHG-Standaard (herzien in 2012) of het dieetbehandelingsprotocol bij PDS. In Nederland is nog niet iedereen overtuigd van het FODMAP-beperkte dieet als effectieve behandeling bij PDS. In andere landen is dit anders; in de Britse richtlijnen is het FODMAP-beperkte dieet al wel opgenomen. Onder MDL-artsen en diëtisten neemt het dieet wel in populariteit toe. Het dieet is, zeker de eerste maanden, niet eenvoudig te volgen. De onderzochte resultaten laten bij 80 procent van de volgers vermindering van klachten zien. Dus hoewel de bewijsvoering voor dit vrij nieuwe dieet er nog niet – volledig – is, lijkt het zeker voor een bepaalde groep mensen goede resultaten te kunnen geven.

Bij lichte tot gemiddelde PDS-klachten en chronische obstipatieklachten lijkt een vezelverrijkte voeding de voorkeur te hebben boven het volgen van het FOD-MAP-beperkte dieet (Rao e.a., 2015).

Patiënten met klachten die voldoen aan de ROME-III-criteria zonder alarmsymptomen komen in aanmerking. De diagnose PDS is door de arts gesteld. Met name coeliakie moet uitgesloten zijn (serologie) en een ernstige darmziekte (darmkanker/ziekte van Crohn / colitis ulcerosa) moet onwaarschijnlijk zijn.

Het FODMAP-beperkte dieet heeft invloed op de samenstelling van de darmflora. De gevolgen hiervan op de lange termijn dienen onderzocht te worden (Halmos e.a., 2015).

1.6   Rol van de diëtist

Op het moment dat iemand het laag-FODMAP-dieet gaat volgen is het belangrijk om dit onder begeleiding te doen van een diëtist. Een eliminatiedieet brengt namelijk het risico op een onvolwaardige voeding met zich mee. Daarnaast kregen patiënten last van obstipatie, waarschijnlijk doordat FODMAPs een laxerende werking hebben (Barrett e.a., 2010; Van der Waaij & Stevens, 2014).

Begeleiding door een diëtist met voldoende kennis van het FODMAP-beperkte dieet is tevens van belang aangezien het dieet zeker niet eenvoudig is, en met name veel vragen oproept met betrekking tot welke producten in welke hoeveelheden gebruikt kunnen worden. De diëtist kan hierin duidelijkheid verschaffen. Omdat het dieet niet eenvoudig is, is het alleen geschikt voor gemotiveerde patiënten.

In de eliminatiefase is het belangrijk goed te checken op toepassingsfouten. In de herintroductiefase is met name advies over het te introduceren voedingsmiddel, de hoeveelheid van dit product en de volgende stap die gezet kan worden van belang. Veelvuldig contact (in deze fase wekelijks, gezien het tempo van herintroductie) is hierbij belangrijk!

Referenties

Horst HE van der, Wit NJ de, Quartero AO, Muris JWM, Berger MY, Bijkerk CJ, e.a. *NHG-Standaard prikkelbare darmsyndroom*, 2012.

Barrett JS, Gearry R, Muir J, Irving P, Rose R, Rosella O, e.a. Dietary poorly absorbed, short-chain carbohydrates increase delivery of water and fermentable substrates to the proximal colon. *Aliment Pharmacol Ther* 2010; 31(8): 874–882.

Dommelen J van. De rol van voeding bij functionele buikklachten. *Voeding & Visie* 2010; 23(2): 13–15.

Gibson PR, Shepherd SJ. Evidence-based dietary management of functional gastrointestinal symptoms: The FODMAP approach. *J Gastroenterol Hepatol* 2010; 25: 252–258.

Halmos EP, Christophersen CP, Bird AR, Shepherd SJ, Gibson PR, Muir JG. Diets that differ in their FODMAP content alter the colonic luminal microenvironment. *Gut* 2015; 64(1): 93–100.

Heyder N. The Low FODMAP diet. *Australian Natural Health Magazine*, 2014.

Magge S, Lembo A. Low-FODMAP Diet for Treatment Of Irritable Bowel Syndrome. *Gastroenterol Hepatol* 2012; 8(11): 739–745.

Marsh A, Eslick EM, Eslick GD. Does a diet low in FODMAPs reduce symptoms associated with functional gastrointestinal disorders? A comprehensive systematic review and meta-analysis. *Eur J Nutr* 2015.

Rao SS, Yu S, Fedewa A. Systematic review: dietary fibre and FODMAP-restricted diet in the management of constipation and irritable bowel syndrom. *Aliment Pharmacol Ther* 2015; 41(12): 1256–1270.

Waaij LA van der, Stevens J. Stand van zaken FODMAP beperkt dieet bij prikkelbaar darmsyndroom. *Ned Tijdschr Geneeskd* 2014; 158: A7407.

Staudacher HM, Irving PM, Lomer MCE, Whelan K. Mechanisms and efficacy of dietary FODMAP restriction in IBS. *Nat Rev Gastroenterol Hepatol* 2014; 11: 256–266.

Staudacher HM, Whelan K, Irving PM, Lomer MC. Comparison of symptom response following advice for a diet low in fermentable carbohydrates (FODMAPs) versus standard dietary advice in patients with irritable bowel syndrome. *J Hum Nutr Diet* 2011; 24(5): 487–495.

Websites

www.FODMAPdieet.nl
www.fodmap-dieet.nl
www.fodmapfoodies.nl
www.thefreefromshop.nl

Hoofdstuk 2
Nierziekten bij volwassenen

April 2016

P.M. ter Wee

Samenvatting
In dit hoofdstuk worden de belangrijkste functies van de nier beschreven, evenals de anatomie en fysiologie. Daarna worden acute en chronische nierinsufficiëntie, het nefrotisch syndroom en nierstenen behandeld. Hierbij wordt aandacht besteed aan veelvoorkomende oorzaken, de symptomen, het beloop en de behandeling. Tot slot worden enkele aanbevelingen voor de praktijk gegeven.

2.1 Inleiding

2.1.1 Functies van de nier

De nieren hebben in ons lichaam een aantal belangrijke functies, waarvan de meest essentiële het op orde houden van het interne milieu is. Dit betekent dat ze een sleutelrol spelen in de handhaving van de water- en zouthuishouding in het lichaam, de regulatie van het zuur-base-evenwicht en de regulatie van andere elektrolyten en stoffen, zoals calcium, kalium en fosfaat. Bovendien zijn de nieren van wezenlijk belang voor de verwijdering van door het lichaam geproduceerde afvalstoffen, zoals ureum. Verder produceren de nieren een aantal belangrijke hormonen waaronder erytropoëtine (nodig voor de aanmaak van rode bloedcellen in het beenmerg), de actieve vorm van vitamine D (nodig voor de calciumopname uit de darm en regulatie van het bijschildklierhormoon) en hormonen van het renine-angiotensine-aldosteron-systeem (RAAS) (belangrijk voor de regulatie van de bloeddruk).

P.M. ter Wee (✉)
internist-nefroloog, afdeling Nefrologie, VU medisch centrum, Amsterdam The Netherlands

© 2016 Bohn Stafleu van Loghum, onderdeel van Springer Media BV
M. Former et al. (Red.), *Informatorium voor Voeding en Diëtetiek*,
DOI 10.1007/978-90-368-1238-2_2

2.1.2   Anatomie en fysiologie van de nier

De functionele eenheden van de nier, de zogeheten nefronen, bestaan uit een filterdeel en een aanhangend buizensysteem, de tubulus (Lamers e.a., 2005). Het filterdeel bestaat uit een net van kleine bloedvaatjes, de glomerulus, dat omgeven wordt
door een kapsel. In de glomerulus vindt filtering van bloed plaats door de filtermembraan, waarbij de zogeheten voorurine ontstaat (figuur 2.1). Deze voorurine
wordt in het buizensysteem verder verwerkt. Hierbij wordt in het eerste deel van de
tubulus, de proximale tubulus, de grote bulk van water en zouten teruggewonnen.
In de latere delen, de distale tubulus en de verzamelbuis, vindt de fijne regulatie
plaats waarbij met name in de verzamelbuis ook de uitscheiding van water wordt
gereguleerd onder invloed van het antidiuretisch hormoon. Ook worden in het tubu-
laire systeem afvalstoffen toegevoegd en zo ontstaat de uiteindelijke urine die via
de blaas wordt geloosd.

Met behulp van stoffen die door de nier alleen gefilterd worden en daarna in de
tubuli niet worden teruggewonnen of worden uitgescheiden, zoals inuline, kan de
nierfunctie gemeten worden. We spreken dan van de glomerulaire filtratiefunctie

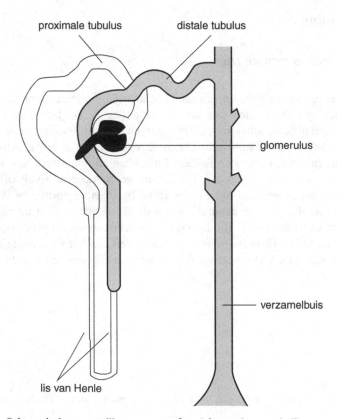

Figuur 2.1 Schematische voorstelling van een nefron (glomerulus en tubuli).

(GFR), die bij gezonde personen circa 120 ml/min bedraagt. In de klinische praktijk gebruiken we voor een schatting van de GFR de klaring van creatinine, een afbraakproduct van spiereiwitten, dat net als inuline voornamelijk door filtratie uit het lichaam wordt verwijderd.

2.2 Acute nierinsufficiëntie

Bij acute nierinsufficiëntie bestaat er een gestoorde filtratiefunctie van de nieren, waardoor onder andere het creatininegehalte in het serum stijgt. Hierdoor ontstaat in het lichaam ophoping van eiwitafbraakproducten, zuren, kalium, water en zout. Vaak is de urineproductie verminderd. We spreken van oligurie als de urineproductie minder dan 400 ml per dag is en van anurie als de urineproductie minder dan 100 ml per dag bedraagt. De oorzaken van acute nierinsufficiëntie worden onderverdeeld in oorzaken vóór de nier (prerenaal), in de nier (renaal) en na de nier (postrenaal) (Donker e.a., 2003a; Lameire, 2005).

2.2.1 Prevalentie

Acute nierinsufficiëntie komt voor bij 4 à 5 procent van de op algemene interne afdelingen opgenomen patiënten en bij 20 tot 25 procent van de patiënten op (chirurgische) intensive care-afdelingen. Het leidt bij de patiënten tot een belangrijke toename van morbiditeit en mortaliteit.

Essentieel voor het herstel van acute nierinsufficiëntie is het wegnemen van de oorzakelijke factor(en). In de fase van nierinsufficiëntie is voor het herstel een goede ondersteunende behandeling noodzakelijk, waarbij vooral aandacht aan een adequate voeding dient te worden besteed. Bij ernstig zieke patiënten kan het nodig zijn om voor het bereiken van een goede voedingstoestand de frequentie van nierfunctievervangende therapieën aan te passen. Bij patiënten met minder ernstige ziekten en acute nierinsufficiëntie die dialyse moeten ondergaan, verschilt het dieet niet van dat van patiënten met chronische nierinsufficiëntie, hoewel extra inname van energie en eiwitten noodzakelijk kan zijn in het geval van katabolie.

2.2.2 Ziektebeelden

2.2.2.1 Prerenale nierinsufficiëntie

Bij prerenale nierinsufficiëntie is er een afname van de glomerulaire filtratie op basis van een verminderde bloeddoorstroming van de nieren en met name van de nierschors. Er kan sprake zijn van een werkelijk verlaagd bloedvolume, zoals bij bloedingen en ondervulling of dehydratie, of van een afgenomen zogeheten effectief circulerend volume. Hierbij is er geen sprake van absoluut vochttekort in het lichaam, maar van vochtophoping op bepaalde plaatsen in het lichaam, waardoor het bloedvolume in de arteriële bloedbaan afgenomen is. Voorbeelden hiervan zijn decompensatio cordis (met als gevolg oedemen), levercirrose (met als gevolg ascites) of een ernstig nefrotisch syndroom (met als gevolg oedemen). Ten slotte is er soms sprake van een dubbelzijdige nierarteriestenose waardoor de bloedvoorziening naar de nieren tekortschiet.

2.2.2.2   Postrenale nierinsufficiëntie

Indien de afvloed van de afvoerende urinewegen belemmerd is, spreken we van postrenale obstructie met nierinsufficiëntie. De oorzaak van deze obstructie kan gelegen zijn in de ureter (nierstenen), de blaas (nier- of blaasstenen, tumor) of in de urethra (stenen, prostaathypertrofie, stricturen). In zeldzame gevallen blijken de tubuli van de nieren verstopt te zijn, zoals kan gebeuren bij afzetting van kristallen (in het bijzonder urinezuur) of bepaalde eiwitten als myoglobuline (in geval van traumatische afbraak van spiercellen, rabdomyolyse) of gammaglobulinen (plasmacytoom).

2.2.2.3   Renale nierinsufficiëntie

Indien de oorzaken van acute nierinsufficiëntie zijn gelegen in het nierweefsel zelf spreken we van renale nierinsufficiëntie. De belangrijkste oorzaken zijn acute tubulusnecrose (*1*), door zuurstoftekort in de nier of door toxiciteit van toegediende medicamenten, en acute tubulo-interstitiële nefritis, meestal medicamenteus bepaald (*2*), maar soms ook als complicatie van sommige infecties (bijv. bij legionellapneumonie). In zeldzame gevallen ontstaat acute nierinsufficiëntie door een nierziekte (*3*).

Ad 1 Acute tubulusnecrose. In geval van acute tubulusnecrose is er sprake van beschadiging van de tubuli van de nefronen (figuur 2.1). Door zwelling van de cellen van de tubuli stopt de normale werking van de tubuli, raakt het lumen van de tubuli verstopt en houdt de glomerulaire filtratie op. Acute tubulusnecrose kan ontstaan door onvoldoende doorbloeding van de nieren met zuurstoftekort in de nieren tot gevolg. Voorbeelden waarbij op deze manier tubulusnecrose kan ontstaan zijn shock, zoals bij ernstige bloedingen na een trauma of bij operaties, ernstige infecties en sepsis, en ernstige ondervulling of dehydratie. Ook kunnen vele stoffen direct toxische effecten op de tubuluscellen hebben. Voorbeelden van dergelijke nefrotoxische stoffen zijn tetrachloorkoolstof, ethyleenglycol (in spiritus en sommige haarontkleuringsmiddelen), fosfor, arseen (in rattengif) en sommige medicamenten, zoals aminoglycosiden, amfotericine-B, cytostatica (bijv. cisplatinum) en röntgencontrastmiddelen.

Ad 2 Medicamenteus bepaalde oorzaken. Een belangrijke medicamenteus bepaalde oorzaak van acute nierinsufficiëntie wordt gezien wanneer in geval van verminderde renale bloeddoorstroming, zoals bij ondervulling of dehydratie of decompensatio cordis, non-steroïdale ontstekingsremmers (NSAID's, bijv. ibuprofen, diclofenac, indometacine) als pijnstillers worden gegeven. Dit kan ook optreden wanneer in deze situatie angiotensine-converting enzymremmers (ACE-remmers, bijv. captopril, enalapril, lisinopril) of angiotensine II-receptorantagonisten (AII-antagonisten, bijv. losartan, irbesartan, candesartan) worden gegeven. In geval van slechte renale doorbloeding neemt de glomerulaire filtratie als gevolg van deze middelen nog verder af, met acute nierinsufficiëntie tot gevolg. Verder kan acute tubulo-interstitiële nefritis als allergische reactie op medicamenten, vooral antibiotica, acute nierinsufficiëntie veroorzaken.

Ad 3 Nierziekten. In het bijzonder postinfectieuze glomerulonefritis kan zich uiten als acute nierinsufficiëntie. Ook in geval van een ernstig nefrotisch syndroom, waarbij de nieren veel albumine doorlaten zoals bij 'minimal change disease' of renale amyloïdose, treedt soms acute nierinsufficiëntie op. Verder kunnen enkele nierziektes die met ernstige vaatwandontstekingen (vasculitis) of een vaatwandaandoening (hemolytisch uremisch syndroom, zwangerschapstoxicose) gepaard gaan, leiden tot acute nierinsufficiëntie. Ten slotte komt bij sommige infectieuze ziekten, zoals de ziekte van Weil, acute tubulo-interstitiële nefritis voor.

2.2.3 Symptomen

De verschijnselen van acute nierinsufficiëntie kunnen erg wisselen. Meestal is er echter sprake van afgenomen urineproductie (= oligurie) of afwezige urineproductie (= anurie). Soms is de urineproductie wel voldoende, maar bevat deze urine onvoldoende afvalstoffen. Er is dan sprake van zogeheten non-oligurische nierinsufficiëntie. Vaak geven klachten die passen bij de veroorzakende ziekte, zoals shock ten gevolge van bloedverlies of sepsis, of ernstige decompensatio cordis aanwijzingen omtrent de oorzaak van de nierinsufficiëntie. Bij dergelijke patiënten bepaalt de onderliggende ziekte vaak in belangrijke mate de aanwezige symptomen.

De gevaren van acute nierinsufficiëntie zijn samengevat in tabel 2.1. Karakteristieke klachten van de oligurie of anurie kunnen een gevolg zijn van de vochtretentie, hetgeen zich uit in het ontstaan van oedemen en kortademigheid op basis van overvulling van de longvaten. In geval van ernstige uremie kan een ontsteking van het hartzakje optreden (= pericarditis). Klachten die hierop wijzen zijn een continue pijn op de borst die houdingsafhankelijk kan zijn, toenemende kortademigheid door stuwing in de longen ten gevolge van een tekortschietende pompfunctie van het hart en oedemen. Meestal is er dan ook een lage bloeddruk, waardoor de patiënt duizelig kan zijn.

Een groot risico bij patiënten met acute nierinsufficiëntie is hyperkaliëmie, waardoor levensbedreigende hartritmestoornissen kunnen ontstaan. Dit is zeker het ge-

val bij patiënten die medicamenten gebruiken waardoor het kaliumgehalte in het serum stijgt, zoals kaliumsparende diuretica, NSAID's, β-blokkers en ACE-remmers
of AII-antagonisten. Daarom is controle van het kaliumgehalte in het serum bij patienten met acute nierinsufficiëntie zeer belangrijk. Ook kunnen ophoping van afvalstoffen en door de nierinsufficiëntie ontstane stoornissen in de elektrolytenhuishou-
ding aanleiding geven tot neurologische verschijnselen, zoals verwardheid, insulten
en uiteindelijk coma. Vaak hebben patiënten met acute nierinsufficiëntie een verminderde afweer, zodat zich gemakkelijk infecties ontwikkelen, vooral longontste-
king. Ten slotte kan door de uremie een stoornis van de functie van de bloedplaatjes
ontstaan (uremische trombopathie), waardoor bloedingen kunnen optreden.

2.2.4   Beloop

Het beloop van de nierinsufficiëntie hangt in belangrijke mate af van de veroorzakende ziekte. De duur van de oligurie of anurie is wisselend. Vooral bij patiënten
met acute nierinsufficiëntie op basis van acute tubulusnecrose is er bij herstel van
de nieren vaak een fase waarin de urineproductie toegenomen is (polyurische fase)
doordat het concentrerend vermogen van de nier nog onvoldoende hersteld is. In
deze fase dient voldoende vocht toegediend te worden omdat anders prerenale nierinsufficiëntie door ondervulling dreigt.

Niet altijd herstelt acute nierinsufficiëntie zich. Meestal wordt er minimaal zes
weken gewacht alvorens geconcludeerd wordt dat er geen herstel van nierfunctie is
opgetreden en er sprake is van chronische nierschade.

2.2.5   Behandeling

De therapie hangt in belangrijke mate af van de onderliggende ziekte. Zo dient bij
prerenale nierinsufficiëntie de bloeddoorstroming naar de nieren te worden hersteld
door het toedienen van vocht, plasmavervangende middelen of bloed in geval van
ondervulling of dehydratie, bloedingen of shock. In geval van decompensatio cor-

Tabel 2.1 Complicaties die
kunnen optreden bij acute
nierinsufficiëntie.

Complicatie	Klachten
vochtophoping	oedemen en kortademigheid
pericarditis	pijn op de borst, oedemen en kortademigheid
hyperkaliëmie	geen klachten, gevaar voor hartritmestoornissen
neurologische verschijnselen	verwardheid, insulten, coma
infecties	koorts?
uremische trombopathie	bloedingen

dis moet de pompfunctie van het hart worden verbeterd door middel van diuretica en medicamenten zoals digoxine. Bij postrenale nierinsufficiëntie dient zo spoedig mogelijk de obstructie te worden opgeheven. Bij renale nierinsufficiëntie kan bij allergische interstitiële nefritis behandeling met steroïden worden overwogen om het herstel van de nierfunctie te bespoedigen, hoewel het nut hiervan omstreden is. In geval van shock moet de lage bloeddruk worden behandeld door vocht toe te dienen en moet de oorzaak van de shock adequaat bestreden worden. In deze gevallen moet getracht worden de patiënt in goede conditie te houden. Dit kan worden bereikt door het tijdig instellen van nierfunctievervangende behandeling (Dieetleer 'Nierfunctievervangende therapie en dieet') en door ondersteunende behandeling, zoals een goede voeding en behandeling van infecties.

2.2.5.1   Dieet ·

Het uitgangspunt voor de voeding van patiënten met acute nierinsufficiëntie is dat er voldoende energie en voldoende eiwitten, vitaminen en mineralen worden aangeboden. Om dit ook bij ernstig zieke patiënten te bereiken dient zo nodig de frequentie van de nierfunctievervangende therapie aangepast te worden. Hiervoor wordt bij patiënten op de intensive care tegenwoordig gebruikgemaakt van continue dialysetechnieken (Dieetleer 'Nierfunctievervangende therapie en dieet'). Patiënten die intermitterende hemodialyse ondergaan omdat de nierfunctie nog niet hersteld is en zij minder ziek zijn, moeten een dieet gebruiken dat gelijk is aan dat van patiënten met chronische nierinsufficiëntie (Dieetleer 'Dieet bij chronische nierinsufficiëntie'). Dit impliceert het volgende:

− Bij een vochtinname van 500 ml plus de hoeveelheid geproduceerde urine is de vochtbalans in evenwicht. Met behulp van dagelijkse bepaling van het gewicht en het bijhouden van een vochtbalans kan overvulling voorkomen dan wel tijdig gesignaleerd worden.
− Er wordt een natriumbeperkt dieet (ca. 2000 mg/dag) voorgeschreven omdat er in veel gevallen sprake is van hypertensie en oedeemvorming.
− De kaliuminname wordt beperkt (2000-2400 mg/dag) en zo nodig wordt Resonium A® gegeven.
− Door het geven van fosfaatbinders kan de fosfaatconcentratie in het serum gereguleerd worden. Dit kunnen calciumhoudende fosfaatbinders (bijv. calciumcarbonaat of calciumacetaat in geval van een laag calciumgehalte in het serum) of niet-calciumhoudende fosfaatbinders (sevelamer of lanthaancarbonaat in geval van een hoog calciumgehalte) zijn.
− Bij ernstige katabolie (o.a. af te leiden uit spieratrofie of een hoog ureumgehalte in het serum) moeten voldoende eiwitten en energie worden verstrekt.

In deze fase is bij dergelijke patiënten de hulp van een diëtist met kennis van en ervaring met het dieet bij patiënten met (chronische) nierinsufficiëntie vaak onontbeerlijk.

2.3 Chronische nierschade

Chronische nierinsufficiëntie kan ontstaan door ziekten van de nier zelf óf door andere ziekten waarbij de nieren beschadigd raken, zoals diabetes mellitus of hypertensie. Ook bij langdurige belemmering van de urineafvloed kan door stuwing nierweefsel verloren gaan en nierinsufficiëntie ontstaan (Donker e.a., 2003b; Gansevoort & De Zeeuw, 2005).

Er wordt van chronische nierschade gesproken als er aanwijzingen zijn voor nierschade. Die kan zich op verschillende manieren uiten. Zo kan er sprake zijn van persisterend verlies van albumine met de urine, met of zonder aanwezigheid van rode en/of witte bloedcellen in de urine. Hierbij kan al dan niet sprake zijn van een afgenomen glomerulaire filtratie.

Momenteel wordt chronische nierschade onderverdeeld in vijf stadia (tabel 2.2) en in drie maten van albuminurie. In de stadia 1 en 2 moet sprake zijn van mimimaal drie maanden persisterende microalbuminurie. Ook wordt er een onderscheid gemaakt in stadium 3a en 3b, met name omdat vanaf stadium 3b de kans op het bereiken van eindstadium nierfalen sterk toeneemt. Bij een glomerulaire filtratieafname tot stadium 3 of lager neemt de glomerulaire filtratie vaak nog verder af, ook al is de oorspronkelijke oorzaak van de nierschade verdwenen. Van preterminale nierinsufficiëntie wordt gesproken bij stadium 5 als er nog geen sprake is van dialyse.

2.3.1 Prevalentie

In de Verenigde Staten wordt de prevalentie van chronische nierschade in stadium 3 momenteel geschat op 4,3 procent. Terwijl op grond van IJslandse gegevens gedacht werd dat de prevalentie van chronische nierziekte in stadium 3 in Europa lager zou zijn, blijkt uit de gegevens van het Groningse PREVEND-onderzoek dat de prevalentie van stadium 3 in Nederland (5,3%) vergelijkbaar of zelfs hoger is

Tabel 2.2 Stadia van chronische nierschade.

		A1	A2	A3	
eGFR		normoalbu-minurie (< 30 μmol/dag)	microalbu-minurie (30-300 μmol/dag)	macroalbu-minurie (> 300 μmol/dag)	prevalentie in NL
Stadium 1	> 90 ml/min/1,73 m2				1,3%
Stadium 2	89-60 ml/min/1,73 m2				3,8%
Stadium 3a	59-45 ml/min/1,73 m2				5,3%
Stadium 3b	44-30 ml/min/1,73 m2				
Stadium 4	29-15 ml/min/1,73 m2				0,04%
Stadium 5	< 15 ml/min/1,73 m2				< 0,04%
Stadium 5d	dialyse				

dan die in de Verenigde Staten (tabel 2.2). Bij een geschat aantal van 12 miljoen volwassenen betekent dat dat er circa 635.000 volwassen patiënten met chronische nierschade in stadium 3 of minder in Nederland zijn.

2.3.2 Ziektebeelden

2.3.2.1 Ziekten van de nier zelf

Chronische nierschade kan ontstaan door afwijkingen in het filterdeel en door afwijkingen in het deel van de nier waar de tubuli zich bevinden (figuur 2.1).

Bij afwijkingen van de glomeruli kan er sprake zijn van een ontstekingsreactie in het filterdeel buiten de bloedvaten (zoals bij postinfectieuze glomerulonefritis) of van de bloedvaatjes van het filterdeel (vasculitis). Bij andere ziekten worden bepaalde afweereiwitten in de glomerulus afgezet, zoals bij membraneuze glomerulopathie en IgA-nefropathie, of is er abnormale afzetting van delen van afweereiwitten, zoals bij plasmacytoom.

Bij chronische interstitiële nefritis is vooral het deel van de nier met de tubuli aangedaan. Dit kan optreden na gebruik van medicamenten, langdurig gebruik van pijnstillers en blootstelling van de nier aan zware metalen, zoals lood.

Ten slotte komen aangeboren nierafwijkingen voor. De belangrijkste is de polycysteuze nier, waarbij er bij het ouder worden in de nier steeds meer cysten ontstaan die steeds groter worden en die het normale nierweefsel verdringen. Een andere is de ziekte van Alport, waarbij doofheid bestaat samen met afwijkingen in de filtermembraan waardoor chronische nierschade kan ontstaan.

2.3.2.2 Andere ziekten met aandoening van de nieren

De belangrijkste twee ziekten waarbij secundaire nierschade kan ontstaan, zijn hypertensie en diabetes mellitus. Hypertensie kan aanleiding geven tot het ontstaan van atherosclerose. Hierbij kunnen de nierslagaderen vernauwd raken, waardoor de nier onvoldoende van bloed wordt voorzien. Ten gevolge van ischemie gaan er glomeruli te gronde en ontstaat chronische nierschade. Hypertensie kan ook door verdikking van de kleine bloedvaten in de nieren verminderde bloeddoorstroming en dus ischemische schade veroorzaken, met verminderde nierfunctie tot gevolg. Bij diabetes mellitus kan de lang bestaande stoornis in de glucosehuishouding leiden tot veranderingen van de filtermembraan met als gevolg eiwitlekkage en op de lange duur verlies van filtereenheden. Bijkomende hypertensie zal dit proces versnellen. Ten slotte treedt bij chronische ziekten, zoals reumatoïde artritis, bij tuberculose en bij sommige lymfomen afzetting van het afvaleiwit amyloïd in allerlei organen op. In de nier kan dit tot verminderde glomerulaire filtratie leiden.

2.3.3 Pathologie

Bij een beginnende nierziekte kunnen behalve afwijkingen van de urine, zoals overmatig schuim (proteïnurie) en/of bloedbijmenging (hematurie), hypertensie en oedeemvorming bestaan. Ook moeheid is een regelmatig gehoorde klacht. In het begin van een nierziekte ontbreken echter vaak klachten. Zo wordt chronische nierschade regelmatig bij toeval gevonden tijdens onderzoek van urine of bloed in het kader van keuringen. Er blijkt dan sprake te zijn van een verhoogd creatinine- en ureumgehalte in het bloed.

Wanneer de GFR beneden de 50 ml/min komt, kan de calciumfosfaathuishouding verstoord raken. Doordat onvoldoende fosfaat kan worden uitgescheiden, stijgt het fosfaatgehalte van het bloed. Dit leidt tot een daling van het calciumgehalte in het serum. Hierop reageren de bijschildklieren met een verhoogde afgifte van het parathormoon (PTH), wat de niertubuli aanzet tot een verhoogde fosfaatuitscheiding en leidt tot calciumafgifte uit de botten. Zo worden het calcium- en fosfaatgehalte in het bloed echter genormaliseerd ten koste van een gestegen PTH.

Bovendien wordt in de nier de actieve vorm van vitamine D3 gemaakt, dat nodig is voor de calciumresorptie uit de tractus digestivus. Een tekort aan actief vitamine D3 leidt tot een verlaging van het calciumgehalte in het serum, waardoor het PTH stijgt. Actief vitamine D3 remt ook rechtstreeks de afgifte van PTH. Door de genoemde mechanismen kan dus het PTH-gehalte stijgen. Dit leidt bij patiënten met chronische nierinsufficiëntie en dialysepatiënten tot te hard werkende bijschildklieren (secundaire hyperparathyreoïdie) en dientengevolge tot veranderingen van de botstructuur (renale osteodystrofie).

Van recentere datum is de kennis dat fosfaatretentie ook leidt tot stijging van afgifte van een hormoon uit de botten, fibroblastic growth factor 23 (FGF23), dat in de nieren ook leidt tot stijging van de fosfaatuitscheiding via een vergelijkbaar mechanisme als PTH. In tegenstelling tot PTH leidt FGF23 tot een vermindering van actief vitamine D-afgifte door de nier. De stijging van FGF23 treedt al eerder op dan die van PTH.

Momenteel is veel onderzoek gaande naar de exacte rol van dit FGF23 en de mogelijke direct schadelijke effecten van hoge FGF23-spiegels met name op het hart. Aangetoond is dat een verhoogd serumfosfaatgehalte gepaard gaat met een toegenomen mortaliteitsrisico. Er is echter slechts een geringe correlatie tussen de hoeveelheid fosfaatinname in het dieet en de fosfaatexcretie met de urine, terwijl er geen enkele correlatie is tussen 24-uurs fosfaatexcretie in de urine en het risico op ontstaan van nierfalen, cardiovasculaire complicaties of overall sterfte (Selamet e.a., 2015).

Bij verdere achteruitgang van de filterfunctie (GFR < 30 ml/min) ontstaat een onvermogen om voldoende zuren uit te scheiden. Deze zuren zijn vooral afkomstig van de afbraak van eiwitten (fosforzuur en zwavelzuur). Zo ontstaat er een milde metabole acidose, hetgeen niet alleen tot versterkte spierafbraak leidt, maar ook tot versnelde achteruitgang van de nierfunctie.

De nieren maken ook het hormoon erytropoëtine, dat noodzakelijk is voor de aanmaak van rode bloedcellen. Door het tekort aan erytropoëtine treedt bij chronische nierschade vaak anemie op.

Ikizeler en medewerkers (1995) hebben aangetoond dat bij toenemende nierfunctieverslechtering patiënten geleidelijk minder eiwit tot zich namen zonder dat dit was voorgeschreven door een arts of diëtist. Zo bedroeg de eiwitinname 1,1 g per kg ideaal lichaamsgewicht bij een GFR van meer dan 50 ml/min en maar 0,54 g per kg ideaal lichaamsgewicht bij een GFR van minder dan 10 ml/min. Dit kan verklaard worden door een geleidelijk afnemende eetlust, mogelijk ten gevolge van zich ophopende afvalstoffen. Hierdoor dreigt bij mensen met ernstige chronische nierschade dus ondervoeding te ontstaan.

2.3.4   Beloop

Hoe de nierfunctie zich ontwikkelt, is onder andere afhankelijk van de onderliggende oorzaak. Bij ziekten, zoals cystenieren en de ziekte van Alport, treedt geleidelijk verdere achteruitgang van de nierfunctie op. Bij bepaalde ziekten is het beloop wisselend, van spontane verbetering tot stabiel gestoorde nierfunctie of progressie, zoals het geval kan zijn bij IgA-nefropathie en membraneuze glomerulopathie. Indien de GFR minder dan 35 ml/min bedraagt, treedt bij de meeste patiënten verdere achteruitgang van de nierfunctie op, ook indien de oorspronkelijke veroorzakende nierziekte is verdwenen.

Indien de GFR tot onder de 8-10 ml/min daalt, wordt in het algemeen begonnen met nierfunctievervangende behandeling. Gebleken is dat bij een verder dalende GFR de kans op complicaties toeneemt, zoals:

- klachten van de tractus digestivus, zoals anorexie, misselijkheid, hik, braken en soms diarree. Hierdoor neemt de kans op ondervoeding toe;
- een verhoogde bloedingsneiging waardoor er sprake kan zijn van lang nabloedende wondjes en snel ontstaan van blauwe plekken;
- een tekortschietende kaliumuitscheiding waardoor hyperkaliëmie kan ontstaan hetgeen tot levensbedreigende hartritmestoornissen aanleiding kan geven. Hyperkaliëmie kan in het bijzonder ontstaan als de GFR daalt tot onder de 5 ml/min, en is een strikte indicatie voor nierfunctievervangende behandeling;
- een onvermogen om voldoende vocht uit te scheiden waardoor overvulling en decompensatio cordis kunnen ontstaan die zich uiten in oedeemvorming en kortademigheid;
- neurologische stoornissen, zoals apathie, kramp, sufheid, insulten of coma;
- ten slotte kan in deze fase vochtophoping rond het hart ontstaan (uremische pericarditis) waarvoor dagelijkse hemodialysebehandeling geïndiceerd is tot de klachten verdwenen zijn.

2.3.5 Behandeling

Indien mogelijk moet behandeling van het onderliggende nierlijden plaatsvinden om nierfunctieverlies te voorkomen. Helaas zijn de therapeutische mogelijkheden in dit opzicht beperkt. Omdat de meeste nierziekten een progressief beloop hebben, is de behandeling met name gericht op vertraging van de achteruitgang van de nierfunctie. Verder wordt geprobeerd late complicaties te voorkomen. Hierbij gaat het vooral om cardiovasculaire complicaties, waarop patiënten met een gestoorde nierfunctie een sterk verhoogd risico hebben. Behandelingen om het verlies van nierfunctie en cardiovasculaire complicaties tegen te gaan worden hierna besproken.

2.3.5.1 Hypertensie en proteïnurie

Aangetoond is dat bij patiënten met chronische nierschade behandeling van hypertensie de achteruitgang van de nierfunctie vertraagt en het risico op cardiovasculaire complicaties vermindert. Bij patiënten met chronische nierinsufficiëntie dragen zout- en waterretentie, verhoogde activiteit van het RAAS-systeem en toegenomen sympathicusactiviteit bij aan het ontstaan van hypertensie. Behandeling van hoge bloeddruk bij deze patiënten bestaat dan ook vaak uit een combinatie van zoutbeperking met het dieet en het geven van diuretica, alsmede behandeling met ACE-remmers of AII-antagonisten en bètablokkers. Vaak is naast een combinatie van deze middelen aanvullende behandeling met calciumantagonisten of andere antihypertensiva nodig om de bloeddruk onder controle te krijgen. Van belang is daarbij om de proteïnurie zo laag mogelijk te krijgen, omdat aangetoond is dat proteïnurie zelf bijdraagt aan versnelde achteruitgang van de nierfunctie.

ACE-remmers en AII-antagonisten zijn antihypertensiva die proteïnurie effectiever verlagen dan andere antihypertensiva. Daarom zijn dit ook de middelen van voorkeur bij patiënten met hoge bloeddruk en proteïnurie. Gestreefd moet worden naar een proteïnurie van minder dan 0,5 à 1,0 gram per 24 uur. Bij patiënten met een proteïnurie van meer dan 1 gram per 24 uur is de streefbloeddruk < 130/80 mmHg of lager, bij patiënten met een proteïnurie van minder dan 1 gram per 24 uur is dat < 140-90 mmHg of lager. Reductie van de proteïnurie gaat ook gepaard met afname van het cardiovasculaire risico.

2.3.5.2 Eiwitbeperking

Ook bij de mens is aangetoond dat een eiwitbeperkt dieet het nierfunctieverlies kan vertragen (Pedrini e.a., 1996; Ter Wee & Donker, 1997a). Patiënten met chronische nierschade moet dan ook een eiwitbeperkt dieet (0,6 g/kg ideaal lichaamsgewicht) geadviseerd worden, bijvoorbeeld vanaf een GFR van minder dan 60 ml/min, zeker als er sprake is van een achteruitgaande nierfunctie. Van eiwitbeperking is niet aangetoond dat het het cardiovasculaire risico vermindert. Mogelijk draagt het hier indirect wel toe bij doordat eiwitbeperking tot minder fosfaatbelasting leidt, waardoor de calciumfosfaathuishouding beter gecontroleerd kan worden.

Zie voor het dieet bij chronische nierinsufficiëntie Dieetleer 'Nierziekten - dieetbehandeling bij volwassenen'.

2.3.5.3   Bloedglucoseregulatie

Bij patiënten met diabetes mellitus is aangetoond dat een goede bloedglucose-regulatie het ontstaan van microalbuminurie als uiting van nieraantasting kan vertragen (Diabetes Control and Complications Trial Research Group, 1993). Een goede bloedglucoseregulatie draagt er tevens toe bij dat bij diabetespatiënten met chronische nierschade de nierfunctie minder snel achteruitgaat (Diabetes Control and Complications Trial Research Group, 1993; Reichard e.a., 1993).

2.3.5.4   Roken

Bij patiënten met chronische nierinsufficiëntie leidt stoppen met roken tot minder snelle achteruitgang van de nierfunctie en ook tot verlaging van het risico op cardiovasculaire complicaties.

2.3.5.5   Hyperlipidemie

Bij patiënten met chronische nierinsufficiëntie komt vaak hypercholesterolemie en/of hypertriglyceridemie voor. Bij deze patiënten leidt behandeling van de hypercholesterolemie met statines niet tot vertraging van de achteruitgang van de nierfunctie. Wel is aangetoond dat statines als secundaire preventie, dus na cardiovasculaire complicaties, bij patiënten met chronische nierschade even nuttig zijn als bij patiënten zonder gestoorde nierfunctie. Omdat het cardiovasculaire risico bij patiënten met ernstige nierschade zo hoog is, wordt tegenwoordig geadviseerd patiënten ouder dan 50 jaar met chronische nierschade te behandelen met statines. Hetzelfde geldt voor alle patiënten met chronische nierschade en diabetes mellitus.

2.3.5.6   Behandeling van overige complicaties

In de regel dienen patiënten met chronische nierschade te streven naar een vocht-inname van 2 à 3 liter per dag, omdat bij een slechtere nierfunctie met een hoge urineproductie een grotere ureumklaring wordt bereikt.

In geval van oedeemvorming is een natriumbeperkt dieet (tot 2000 mg/dag) aangewezen. Daarnaast wordt doorgaans gebruikgemaakt van diuretica, bij licht tot matig gestoorde nierfunctie thiazidediuretica, bij matig tot ernstig gestoorde nierfunctie lisdiuretica.

Indien het fosfaatgehalte in het serum begint te stijgen, zorgt een eiwitbeperkt dieet voor afname van de fosfaatabsorptie omdat dierlijke eiwitten veel fosfaat bevatten. Ook kan geadviseerd worden door minder drinken van soda's en minder gebruik van kant-en-klaarmaaltijden – beide zijn rijk aan snel resorbeerbaar fosfaat – de fosfaatinname te beperken. Maar ook behandeling met fosfaatbinders kan gestart worden om in de tractus digestivus fosfaat te binden, wat het lichaam dan met de feces verlaat.

Bij een laag calciumgehalte in het serum worden calciumhoudende fosfaatbinders (calciumcarbonaat of calciumacetaat) gegeven, bij een normaal tot hoog calciumgehalte zijn dat niet-calciumhoudende middelen (sevelamer of lanthaancarbonaat). Calciumcarbonaat moet vlak voor fosfaatrijke maaltijden ingenomen worden, omdat deze tabletten eerst goed in het maagzuur moeten oplossen. Calciumacetaat kan het best tijdens de maaltijden worden genomen, omdat het aanleiding kan geven tot lichte maagbezwaren. Omdat de nier de actieve vorm van vitamine D3 maakt, kan hieraan bij een verslechterende nierfunctie een tekort ontstaan, waardoor het calciumgehalte in het serum kan dalen met stijging van het parathormoon tot gevolg. Suppletie van actief vitamine D3 is dan geïndiceerd.

Bij sommige patiënten is er sprake van een zodanige acidose dat behandeling met natriumbicarbonaat in tabletvorm noodzakelijk is. Hierbij wordt gestreefd naar een bicarbonaatspiegel in het serum van 20 tot 22 mmol/l.

Bij verslechterende nierfunctie kan een tekort aan erytropoëtine ontstaan, met anemie tot gevolg. Als eerste stap in de behandeling van anemie wordt behandeling met oraal ijzer gestart. Bij onvoldoende effect en aanwijzingen voor een krappe ijzerstatus wordt ijzer intraveneus geadviseerd. Pas indien na ijzersuppletie het Hb onder de 6,2 mmol/l blijft, is behandeling met erytropoëtine subcutaan geïndiceerd, nadat andere oorzaken voor de anemie zijn uitgesloten.

Bij verdere verslechtering van de nierfunctie kan ook de kaliumuitscheiding gestoord zijn. Dit geldt vooral voor patiënten die ook worden behandeld met ACE-remmers en/of NSAID's, omdat die medicamenten de kaliumuitscheiding verminderen. Bij dergelijke patiënten moet een kaliumbeperkt dieet worden voorgeschreven. Soms worden deze patiënten ook behandeld met kaliumbindende medicamenten, zoals Resonium A®.

Patiënten die voor nierfunctievervangende therapie in aanmerking komen dienen uiterlijk vanaf een geschatte creatinineklaring van 30 ml/min/1.73 m² door een nefroloog te worden begeleid, onder andere vanwege de complexiteit van de zorg, maar vooral omdat is aangetoond dat patiënten die in de fase voorafgaand aan de start van nierfunctievervangende therapie door een nefroloog zijn behandeld, een betere overleving en minder complicaties hebben dan patiënten die in de fase voorafgaand aan nierfunctievervangende therapie geen optimale nefrologische zorg hebben gehad.

In de fase van voorbereiding op nierfunctievervangende therapie kan het nodig zijn om gedurende weken een strengere eiwitbeperking (0,4-0,6 g/kg) voor te schrijven om uremische symptomen te voorkomen. Nieuwere studies bij oude patiënten laten daarbij zien dat dergelijke strenge eiwitbeperking een goed alternatief kan zijn voor het starten van dialyse.

Zie voor het dieet bij chronische nierschade Dieetleer 'Nierziekten – dieetbehandeling bij volwassenen'.

2.4   Nefrotisch syndroom

Bij patiënten met een nieraandoening komt eiwitverlies met de urine (proteïnurie) vaak voor. We spreken bij volwassenen van een nefrotisch syndroom als er sprake is van een verlies van meer dan 3,5 gram eiwit per dag (bij kinderen > 100 mg per m^2 per dag of > 150 mg per dag). Een nefrotisch syndroom gaat vaak gepaard met water- en zoutretentie, zodat oedeemvorming vooral in de benen en soms rond de ogen optreedt. Er wordt dan wel gesproken van een 'full blown' nefrotisch syndroom. Bij een nefrotisch syndroom is overigens niet altijd sprake van oedeemvorming.

Hypertensie en nierfunctiestoornissen zijn vaak aanwezig, maar niet altijd (Donker e.a., 2003c; Rabelink & Sijpkens, 2005). Wel is het zo dat hypertensie en een gestoorde nierfunctie bij bepaalde oorzaken van het nefrotisch syndroom vaker voorkomen dan bij andere oorzaken. Ook wordt een verhoogd aantal erytrocyten en leukocyten in het urinesediment bij sommige oorzaken van een nefrotisch syndroom vaker gezien dan bij andere.

2.4.1   Ziektebeelden

In de meeste gevallen van een nefrotisch syndroom is er sprake van een primaire nierziekte, waardoor eiwitlekkage door de capillairwanden van de nierfilters (glomeruli) optreedt. De diagnose dient doorgaans met behulp van een nierbiopsie bevestigd te worden. Tot de belangrijkste primaire nierziekten die zich uiten in een nefrotisch syndroom behoren de 'mininal change disease', focale glomerulosclerose en membraneuze glomerulopathie. Ook IgA-nefropathie gaat regelmatig met nefrotische proteïnurie gepaard.

Behalve deze primaire nierziekten zijn er systemische ziekten waarbij de nieren ook zijn aangedaan. We spreken dan van een secundair nefrotisch syndroom. Dit wordt bijvoorbeeld frequent gevonden bij diabetes mellitus, maar ook wel bij amyloïdose en systemische lupus erythematosus. Een secundair nefrotisch syndroom kan ook ontstaan door intoxicatie met zware metalen (zoals kwik, goud, bismut) of medicamenten (zoals penicilline of NSAID's). Verder kan ten gevolge van een infectieziekte een zogeheten postinfectieuze glomerulonefritis ontstaan, waarbij vaak een fors eiwitverlies met de urine optreedt. Ten slotte kan een nefrotisch syndroom optreden bij of zelfs een eerste uiting zijn van een onderliggende maligniteit.

2.4.2   Symptomen

2.4.2.1   Oedeemvorming

Vroeger werd gedacht dat oedeemvorming bij een nefrotisch syndroom berustte op een afname van de albumineconcentratie in het serum door het verlies van albumine en andere eiwitten met de urine. Hierdoor zou in de bloedbaan de colloïd-osmotische druk afnemen, met vochtuittreding uit de bloedbaan en oedeemvorming tot gevolg. Uit onderzoek is echter gebleken dat bij de meeste primaire nierziekten waarbij een nefrotisch syndroom ontstaat, in de nier een stoornis in de water- en zouthuishouding optreedt die leidt tot zout- en waterretentie. Dit laatste kan eveneens bijdragen tot het ontstaan van hypertensie en soms zo ernstig zijn dat ook vorming van ascites en pleuravocht optreedt.

2.4.2.2   Verhoogde infectiegevoeligheid

Gebleken is dat patiënten met een nefrotisch syndroom, zeker als er ook sprake is van een gestoorde nierfunctie, een verhoogde gevoeligheid voor infecties hebben. Dit kan zich uiten in een toegenomen kans op pneumonieën en spontane bacteriële peritonitis.

2.4.2.3   Gestoorde vetstofwisseling

Bij patiënten met een nefrotisch syndroom wordt vaak hypercholesterolemie en hypertriglyceridemie gevonden. De oorzaken hiervan zijn niet geheel opgehelderd. Evenmin is duidelijk of behandeling met cholesterolverlagende middelen zinvol is in geval van hypercholesterolemie op basis van een nefrotisch syndroom. Omdat hypercholesterolemie echter een bekende risicofactor voor hart- en vaatziekten is, wordt in het algemeen aanbevolen om patiënten met een persisterend nefrotisch syndroom en hypercholesterolemie met cholesterolverlagende medicatie te behandelen.

2.4.2.4   Verhoogde tromboseneiging

Patiënten met een nefrotisch syndroom hebben bij een verlaging van het serumalbumine < 20 g/L, met name in geval van membraneuze nefropathie, een grotere kans op zowel veneuze als arteriële trombo-embolische complicaties. Dit kan in 10 tot 40 procent van de gevallen voorkomen. De oorzaken hiervoor zijn onduidelijk. Verlies van antitrombine-3 met de urine speelt mogelijk een rol, net als veranderingen in andere stollingsfactoren en een toegenomen activiteit van de bloedplaatjes.

2.4.2.5   Verstoring in actief vitamine D3

Het door de nier gemaakte actieve vitamine D3 kan bij een nefrotisch syndroom in verhoogde mate met de urine verloren gaan. Indien er bij een gestoorde nierfunctie eveneens een verminderde renale productie van actief vitamine D3 is, kan een langdurig bestaand nefrotisch syndroom leiden tot renale osteodystrofie.

2.4.3   Beloop

De onderliggende oorzaak van het nefrotisch syndroom bepaalt in hoge mate de uiteindelijke prognose. Om de oorzaak van het nefrotisch syndroom te achterhalen is bij volwassenen vaak een nierbiopsie geïndiceerd. Bij kinderen is in verreweg de meeste gevallen sprake van 'minimal change disease', een primaire nierziekte waarbij alleen met elektronenmicroscopisch onderzoek afwijkingen worden gevonden in het nierbiopt. Kinderen met een nefrotisch syndroom zonder afwijkingen in het urinesediment worden dan ook zonder dat vooraf een nierbiopsie wordt genomen, direct behandeld met steroïden. Het verdwijnen van het nefrotisch syndroom wordt in dat geval geïnterpreteerd als passend bij de diagnose 'minimal change disease'. Indien zo'n kind onvoldoende respons op de steroïden vertoont of als het nefrotisch syndroom snel terugkeert, is een nierbiopsie geïndiceerd. Er is dan vaak sprake van focale glomerulosclerose. Zowel bij kinderen als bij volwassenen heeft deze oorzaak van het nefrotisch syndroom een slechte prognose en leidt het op den duur bij de meeste patiënten tot nierfalen.

Een vooral op de volwassen leeftijd vaak voorkomende oorzaak van het nefrotisch syndroom is de zogeheten membraneuze nefropathie. Hierbij wordt onder de microscoop afzetting van immuuncomplexen in de wanden van de kleine bloedvatlissen van de glomerulus gezien. Het beloop hiervan kan erg wisselen. Bij ongeveer 25 procent van de patiënten ontstaat een spontane remissie, een deel houdt een stabiele chronische nierschade over en een deel ontwikkelt nierfalen, met name als er veel eiwitverlies met de urine blijft bestaan.

In algemene zin kan voor de meeste oorzaken van het nefrotisch syndroom worden gesteld dat wanneer er sprake is van ernstige proteïnurie, hypertensie en een gestoorde nierfunctie, de prognose slechter is.

2.4.4   Behandeling

2.4.4.1   Symptomatische behandeling

Het doel van symptomatische behandeling is het verminderen van de klachten en symptomen waarmee het nefrotisch syndroom gepaard gaat. De behandeling bestaat uit medicamenten en dieetadviezen.

Diuretica

Omdat mensen met een nefrotisch syndroom vaak oedemen hebben, krijgen deze patiënten diuretica voorgeschreven. Er moet dan hoog en/of vaak gedoseerd worden. Behandeling met diuretica is ook geïndiceerd als er tevens sprake is van hypertensie, omdat bij patiënten met nierziekten de hoge bloeddruk mede bepaald wordt door zout- en waterretentie.

Antihypertensiva

Indien er sprake is van hoge bloeddruk, moeten behalve diuretica vaak ook andere antihypertensieve medicamenten worden gebruikt. Hierbij hebben de zogeheten ACE-remmers de voorkeur, omdat gebleken is dat deze middelen behalve een bloeddrukverlagende werking ook een grotere daling van de proteïnurie bewerkstelligen dan andere antihypertensiva. De ACE-remmers worden daarom ook bij patiënten met een nefrotisch syndroom zonder hoge bloeddruk voorgeschreven om het eiwitverlies met de urine te verlagen.

Indien ACE-remmers niet worden verdragen of bijwerkingen (kriebelhoest of angioneurotisch oedeem) veroorzaken, kunnen AII-antagonisten worden gegeven, die een vergelijkbaar werkingsprofiel hebben; dat wil zeggen bloeddrukverlaging én verlaging van de proteïnurie. Het is essentieel voor een goede werking van deze medicamenten dat de patiënten tevens een natriumbeperkt dieet gebruiken of ook met diuretica worden behandeld.

Het wordt sterk ontraden om gecombineerde behandeling van ACE-remmers en AII-antagonisten te geven. Bij onvoldoende effect op de proteïnurie kunnen ACE-remmers en AII-antagonisten wel gecombineerd worden met aldosteronantagonisten om het eiwitverlies verder te verminderen.

NSAID's

Non-steroidal anti-inflammatory drugs (NSAID's) hebben een pijnstillende en ontstekingsremmende werking. Door hun vaatvernauwende effect kunnen ze het eiwitverlies in de bloedvaten vóór het glomerulusfilter sterk doen afnemen. Indien deze medicamenten als symptomatische therapie worden gebruikt, moeten de patiënten ook een natriumbeperkt dieet houden.

Dieet

Eiwit Vroeger werden patiënten met een nefrotisch syndroom met een eiwitverrijkte voeding behandeld. Dit berustte op de gedachte dat hierdoor de eiwitverliezen gecompenseerd zouden worden. Gebleken is echter dat juist het voorschrijven van een eiwitbeperkt dieet (0,6 g/kg ideaal lichaamsgewicht per dag) het eiwitverlies met de urine doet afnemen en ook het albuminegehalte in het serum doet stijgen (Kaysen e.a., 1986).

Indien bij patiënten met een nefrotisch syndroom ook de nierfunctie gestoord is, heeft het eiwitbeperkt dieet ook tot doel de achteruitgang van de nierfunctie zo langzaam mogelijk te laten verlopen (Ter Wee & Donker, 1997b). Ook deze patiënten moeten behandeld worden met een eiwitbeperkt dieet van 0,6 g per kg ideaal lichaamsgewicht per dag.

Alleen indien er sprake is van zeer ernstig eiwitverlies (bijv. > 10 g albumine per 24 uur) kan overwogen worden dit te compenseren door het voorschrijven van iets meer eiwit in het dieet (bijv. 0,7 g/kg ideaal lichaamsgewicht).

Natrium Over het algemeen kan worden volstaan met het voorschrijven van een licht natriumbeperkt dieet van 2000 mg per dag. Alleen indien het met deze natriumbeperking niet lukt om, ondanks gebruik van veel diuretica, patiënten oedeemvrij te krijgen, kan overwogen worden om gedurende korte tijd een sterk natriumbeperkt dieet (500 mg per dag) voor te schrijven.

Kalium Het kaliumgehalte van het dieet moet individueel worden bekeken. Zo is het bij een patiënt met een normale nierfunctie die veel diuretica krijgt, vaak noodzakelijk juist een kaliumverrijkt dieet te geven. Bij een gestoorde nierfunctie kan daarentegen een kaliumbeperkt dieet geïndiceerd zijn. Ook indien gebruik wordt gemaakt van ACE-remmers, AII-antagonisten, aldosteronantagonisten, bètablokkers of NSAID's, die alle het kaliumgehalte in het bloed kunnen laten stijgen, kan een kaliumbeperkt dieet noodzakelijk zijn.

Overig Het dieet dient voldoende energie te bevatten. Bij patiënten met een nefrotisch syndroom is vaak sprake van hypercholesterolemie en hyperlipidemie. Hoewel dit niet met zekerheid is aangetoond, hebben patiënten met een nefrotisch syndroom hierdoor een hoger risico op hart- en vaatziekten. Derhalve is een dieet met een verhoogd gehalte aan onverzadigde vetzuren nuttig om het totaalcholesterolgehalte te verlagen en het HDL-cholesterolgehalte te verhogen. Het dieet dient voldoende vitaminen, calcium en spoorelementen te bevatten.

2.4.4.2 Immuunsuppressieve medicatie

Bij een aantal oorzaken van het nefrotisch syndroom is gebleken dat door het afweersysteem geproduceerde immunoglobulines en/of immuuncomplexen een rol spelen bij de oorzaak van het nefrotisch syndroom. Met immuunsuppressieve medicatie wordt dan getracht de productie van deze stoffen tegen te gaan en zo de oorzaak van het nefrotisch syndroom weg te nemen. In geval van 'minimal change

disease' wordt de patiënt behandeld met steroïden. Indien de patiënt hier onvoldoende op reageert of als het nefrotisch syndroom snel terugkeert, worden vaak
andere immuunsuppressieve middelen gegeven, zoals cyclofosfamide of cyclospo-
rine. Ook bij andere oorzaken van het nefrotisch syndroom, zoals membraneuze
glomerulopathie, worden soms immuunsuppressieve medicamenten gebruikt, terwijl deze medicamenten bij weer andere oorzaken geen effect hebben. De onderliggende oorzaak, aangetoond door middel van een nierbiopsie, bepaalt dan ook in
grote mate het eventuele nut van immuunsuppressieve medicamenten.

2.5 Nierstenen

Nierstenen zijn een veelvoorkomend probleem. Op de leeftijd van 70 jaar heeft 12
procent van de mannen en 5 procent van de vrouwen ooit een keer een niersteenaanval gehad. In ruim drie kwart van de gevallen betreft het calciumhoudende nierstenen, meestal calciumoxalaatstenen (Donker e.a., 2003d). In de andere gevallen is er
sprake van urinezuurstenen, cystinestenen of andere zeldzame oorzaken van stenen.

2.5.1 Prevalentie

Bij 5 tot 10 procent van de mensen wordt eens in het leven een niersteen gevonden.
Personen bij wie ooit een niersteen is gediagnosticeerd, hebben een grote kans op
een recidief. Nierstenen komen familiair bepaald voor en komen vaker bij mannen
voor dan bij vrouwen, hoewel de verhouding heden ten dage dichter bij elkaar is komen te liggen (bij mannen ca. 1,5 keer zo vaak als bij vrouwen). In de Amerikaanse
literatuur zijn aanwijzingen te vinden dat de incidentie van nierstenen toeneemt.
Het is mogelijk dat deze beide observaties mede een gevolg zijn van betere detectie
van nierstenen.

2.5.2 Oorzaken van nierstenen

De vorming van nierstenen is afhankelijk van een aantal factoren. Zo zitten in de
urine zowel stoffen die de steenvorming bevorderen als stoffen die de steenvorming
remmen. Een verstoring van deze balans kan aanleiding geven tot steenvorming.
Ook leiden anatomische afwijkingen en afwijkingen die de urineafvloed bemoeilijken tot een verhoogde kans op de ontwikkeling van nierstenen. Alleen bij patiënten
met recidiverende urinewegstenen is nadere analyse van deze factoren geïndiceerd.
In het geval van calciumhoudende nierstenen is de kans op het krijgen van een recidief 50 procent na tien jaar, vooral bij mannen.

2.5.2.1 Calciumoxalaat- en calciumfosfaatstenen

In geval van calciumhoudende stenen is er vaak sprake van een verhoogd calcium-verlies met de urine: hypercalciurie. Meestal wordt hier geen oorzaak voor gevonden, maar in sommige gevallen is er sprake van te hard werkende bijschildklieren (primaire hyperparathyreoïdie). Doorgaans zijn calciumhoudende stenen calcium-oxalaatstenen. Slechts in sporadische gevallen is er sprake van een congenitale enzymstoornis die leidt tot een verhoogde productie van oxalaat en hyperoxalurie waardoor calciumoxalaatstenen ontstaan. Veel vaker is er in geval van hyperoxa-lurie sprake van een verhoogde opname van oxalaat uit de darmen, hetzij doordat de voeding te veel oxalaat bevat, hetzij doordat er ten gevolge van maag-darmaandoe-ningen (bijv. resectie van het terminale ileum, de ziekte van Crohn of pancreasinsuf-ficiëntie) een verhoogde oxalaatresorptie optreedt in de dikke darm.

2.5.2.2 Urinezuurstenen

Urinezuurstenen hangen vaak samen met het voorkomen van jicht. Deze stenen ontstaan voor het merendeel in sterk geconcentreerde en zure urine. Hierin is het urinezuur namelijk slecht oplosbaar, waardoor het neerslaat en er stenen kunnen ontstaan. Vooral bij een dieet met veel dierlijk eiwit, dat een hoog puringehalte heeft, is de urinezuuruitscheiding hoog en de zuurgraad laag.

2.5.2.3 Cystinestenen

Cystinestenen berusten op een zeldzame afwijking van het aminozuurtransport in de nier, waardoor cystinurie kan ontstaan.

2.5.2.4 Struvietstenen

Ten slotte komen struvietstenen voor bij patiënten met recidiverende nierbekken-ontstekingen, waarbij de aanwezigheid van ureumsplitsende bacteriën, zoals *Proteus mirabilis,* een sterk alkalische urine in stand houden, hetgeen de vorming van deze stenen bevordert.

2.5.3 Symptomen

De door nierstenen veroorzaakte klachten zijn zeer uiteenlopend. Vaak manifesteert de niersteen zich echter door een niersteenkoliek. Hierbij is sprake van heftige pijn in de flank met uitstraling naar de lies ten gevolge van passage van de niersteen door de ureter. De pijn is zo hevig dat er sprake is van bewegingsdrang - dat wil zeggen dat patiënten niet goed stil kunnen blijven zitten of liggen – en misselijkheid met braken. In de urine is vaak bloedverlies zichtbaar (macroscopische hematurie). Regelmatig leiden de nierstenen echter tot minder ernstige beschadiging van de slijmvliezen van de urinewegen, waardoor bloedverlies met de urine alleen met een dipstick of microscopisch onderzoek kan worden gevonden (microscopische hematurie). Bij patiënten met een zeurende pijn in de flank worden op de röntgenfoto nogal eens kalkhoudende nierstenen gezien. Soms hebben patiënten echter in het geheel geen last van nierstenen en worden die bij toeval gevonden als er om andere redenen radiologisch onderzoek plaatsvindt.

Indien een niersteen de ureter afsluit, waardoor de nier zijn functie niet meer kan uitoefenen, kan dit leiden tot uitzetting van het nierbekken: hydronefrose. Hierdoor kan de nierfunctie achteruitgaan en stijgt het creatininegehalte in het serum. Dit is met bijvoorbeeld echografie van de nieren goed te zien. Indien er dan tevens een urineweginfectie bestaat, kan er een gevaarlijke situatie met pyelonefritis en/of urosepsis ontstaan.

2.5.4   Diagnostiek

Alleen bij patiënten met recidiverende nierstenen of bij wie bij radiologisch onderzoek multipele nierstenen worden gevonden, is metabole analyse geïndiceerd. Cruciaal in de diagnostiek is chemische analyse van een geloosde niersteen. Daarom moet een patiënt zo nodig door een zeefje plassen, om gruis of kleine steentjes te kunnen opvangen. Ook worden in het bloed de nierfunctie, het calciumgehalte, het fosfaatgehalte en het urinezuurgehalte bepaald. Bovendien worden in 24-uursurine de zuurgraad en de uitscheiding van niersteenbevorderende stoffen, zoals calcium, fosfaat en oxalaat bepaald, evenals de uitscheiding van niersteenremmende stoffen, zoals citraat en magnesium.

2.5.5   Beloop

Stenen die de urinewegen afsluiten blijken doorgaans spontaan geloosd te worden. Het is wel nodig goede pijnstilling te geven. Indien de stenen te groot zijn of als er ernstige pijnklachten blijven bestaan, is verdere behandeling geïndiceerd. Dit is zeker het geval indien er sprake is van een bijkomende infectie of urosepsis. In deze gevallen dient de urineafvloed van de afgesloten nier hersteld te worden. Via de blaas kan een inwendige katheter ingebracht worden, maar ook kan door punctie van het nierbekken van buitenaf een uitwendige katheter geplaatst worden (nefrostomie). Aansluitend kan met behulp van extracorporale schokgolftherapie getracht worden de nierstenen te vergruizen. Met deze techniek worden van buitenaf via de rugzijde geluidsgolven op de nierstenen gericht om deze stuk te trillen. Dit is momenteel de therapie van eerste keuze in de behandeling van nierstenen.

2.5.6   Behandeling

2.5.6.1   Behandeling van een niersteenaanval

In geval van een niersteenaanval is de behandeling gericht op het bestrijden van de koliekpijnen met behulp van NSAID's, zoals ibuprofen, of soms zelfs opiaten. Vaak worden ook middelen geven om de spasmen van de ureter tegen te gaan. Deze behandeling leidt doorgaans tot spontane lozing van de niersteen.

2.5.6.2   Behandeling ter preventie van nierstenen

Om recidieven te voorkomen is het vooral van belang dat er weinig geconcentreerde urine wordt geproduceerd. Dit wordt bewerkstelligd door patiënten zoveel te laten drinken dat ze minimaal twee liter urine per dag produceren. Afhankelijk van de onderliggende oorzaak van de steenvorming zijn verdere dieetaanpassingen wenselijk.

Dieet

Vocht In alle gevallen van nierstenen is productie van een weinig geconcentreerde urine essentieel. Patiënten bij wie voor het eerst een calciumhoudende niersteen werd gevonden en die de aanbeveling kregen ruim vocht te drinken, hadden na vijf jaar minder vaak een recidief dan patiënten die dit advies niet hadden gekregen (Borghi e.a., 1996). Patiënten met nierstenen moeten streven naar een urineproductie van twee liter per dag of meer. Dit wordt bereikt door een vochtinneming van 2,5 tot 3 liter, of zelfs meer wanneer er sprake is van veel transpireren (warm weer, sporten, zware arbeid).

Het is patiënten met recidiverende urinewegstenen aan te raden wat te drinken wanneer zij 's nachts wakker worden om zo de vorming van geconcentreerde ochtendurine tegen te gaan. Ook dient het gebruik van fosforzuurhoudende frisdranken afgeraden te worden. Er is aangetoond dat patiënten die meer dan één liter van dergelijke dranken per week nuttigen een verhoogde kans op niersteenvorming hebben (Shuster e.a., 1992).

Calcium De meeste calciumhoudende stenen zijn calciumoxalaatstenen. Hierbij is een oxaalzuurbeperkt dieet niet nodig. Wel dient een 'oxaalzuurstoot' in de voeding te worden voorkomen. Voedingsmiddelen met een hoog oxaalzuurgehalte zijn: bieten, boerenkool, knolselderij, paardenbloemen, pastinaak, postelein, rabarber, spinazie, zuring, cacao/chocolade, cola, noten en sterke (vruchten)thee. Deze patiënten dienen een dieet met een normaal of zelfs verhoogd calciumgehalte te gebruiken (Curhan e.a., 1997), omdat gebleken is dat hierdoor de oxalaatresorptie uit de darmen afneemt. Indien deze patiënten een calciumbeperkt dieet gebruiken, ontstaat juist een versterkte oxalaatresorptie uit de darmen (daar is dan immers te weinig calcium aanwezig om dit oxalaat te binden), hetgeen tot hyperoxalurie en toegenomen steenvorming kan leiden.

Bij patiënten bij wie de calciumhoudende stenen berusten op een verhoogde uitscheiding van calcium met de urine, wordt een dieet geadviseerd met de minimaal aanbevolen hoeveelheid van 800 mg per etmaal. Ook kan de hypercalciurie worden verlaagd met behulp van een thiazidediureticum, wat gepaard dient te gaan met een natriumbeperking van 2000 mg per etmaal.

Natrium Bij patiënten met een verhoogde calciumuitscheiding is het zinvol om in combinatie met een normale calciuminneming een matige zoutbeperking voor te schrijven. Hierdoor treedt namelijk een verhoogde calciumreabsorptie in de nier op, met daarbij een verminderde calciumexcretie, waardoor de kans op een recidief verkleind wordt (Borghi e.a., 2002). Deze patiënten wordt een licht natriumbeperkt dieet van 2000 mg per dag geadviseerd.

Grapefruit en cafeïne Het is aangetoond dat mensen die veel grapefruits of grapefruitsap gebruiken, vaker niersten hebben (Curhan e.a., 1998) en dit dient dan ook te worden afgeraden. Voor sinaasappelsap en cranberrysap zijn de bevindingen niet eenduidig (zowel meer als minder niersteenvorming wordt gemeld), zodat hierover geen adviezen gegeven kunnen worden. Terwijl vroeger gedacht werd dat het drinken van veel koffie en/of thee de kans op nierstenen verhoogde, is juist aangetoond dat dit eerder beschermt tegen het krijgen van nierstenen (Curhan e.a., 1998; Goldfarb e.a., 2005).

Kalium Het gebruik van meer kalium in het dieet kan het ontstaan van urinewegstenen tegengaan bij mannen en oudere vrouwen. Waarschijnlijk vermindert een hoog kaliumgehalte in het dieet de calciumuitscheiding met de urine en/of leidt het tot een hogere citraatuitscheiding (Lemann e.a., 1991).

Urinezuur Bij 25 procent van de patiënten met calciumhoudende nierstenen wordt tevens een verhoogde urinezuuruitscheiding gevonden. De urinezuurkristallen fungeren hierbij vermoedelijk als kern waarop vooral calciumoxalaat afgezet wordt. Deze patiënten dienen in hun dieet geen overmatige hoeveelheid dierlijke eiwitten te gebruiken (≤ 1 g/kg lichaamsgewicht), hetgeen ook geldt voor patiënten met urinezuurstenen. Vaak is het bij patiënten met urinezuurstenen nodig om alkaliserende stoffen, zoals natriumbicarbonaat, te gebruiken, om op deze manier de pH van de urine boven de 6,5 te houden (urinezuur slaat immers vooral in zure urine neer).

Eiwit Een hoge eiwitbelasting leidt tot een toegenomen excretie van urinezuur in de urine en tevens tot een verlaagde citraatuitscheiding. Hoewel vooral dierlijke eiwitten de vorming van urinezuurstenen bevorderen, zijn er mogelijk nog andere factoren die bij een eiwitrijke voeding de kans op nierstenen vergroten. Een eiwitinneming die niet groter is dan 1 g per kg lichaamsgewicht per dag moet derhalve geadviseerd worden.

Cystine Essentieel voor de behandeling van patiënten met cystinestenen is een grote diurese, bij voorkeur meer dan vier liter per dag, waarbij ook 's nachts moet worden gedronken. Bovendien moet de pH van de urine boven de 7,0 worden gehouden door het voorschrijven van natriumbicarbonaat. Zelfcontrole van de urine-pH is zinvol. Soms wordt behandeling met D-penicillamine of captomer ingesteld.

2.6 Aanbevelingen voor de praktijk

Bij de meeste nieraandoeningen is het belangrijkste probleem dat er een stoornis in de water- en zouthuishouding optreedt, met ophoping van extracellulair vocht (oedeem) en/of hypertensie tot gevolg. Daarom moeten de meeste patiënten met een nieraandoening (tijdelijk) een zoutbeperkt dieet gebruiken ($\leq$ 6 g per dag).

Bij ernstiger vormen van chronische nierschade zijn specifieke maatregelen nodig, bijvoorbeeld om het kaliumgehalte in het serum en/of de zuurgraad van de urine te beperken. In het algemeen heeft een milde eiwitbeperking (0,6-0,8 g per kg lichaamsgewicht) zin, enerzijds om de achteruitgang van de nierfunctie te vertragen en anderzijds om de fosfaatbelasting te verminderen.

In geval van acute nierinsufficiëntie bij ernstige ziekte is vaak juist extra eiwit nodig ter behandeling van de katabolie. Bij een ernstig nefrotisch syndroom heeft extra eiwit geen voordeel. Integendeel, een eiwitbeperking leidt tot minder eiwitverlies met de urine en stijging van het albuminegehalte in het serum.

Ten slotte zijn, afhankelijk van de onderliggende oorzaak, in geval van nierstenen specifieke dieetmaatregelen geïndiceerd. De dieetbehandeling bij nierinsufficientie wordt in het IVD uitgebreid besproken in gerelateerde hoofdstukken.

Referenties

Borghi L, Meschi T, Amato F, Briganti A, Novarini A, Giannini A. Urinary volume, water and recurrences in idiopathic calcium nephrolithiasis: a 5-year randomized prospective study. *J Urol* 1996; 155: 839–843.

Borghi L, Schianchi T, Meschi T, Guerra A, Allegri F, Maggiore U, Novarini A. Comparison of two diets for the prevention of recurrent stones in idiopathic hypercalciuria. *N Engl J Med* 2002; 346:77–84.

Curhan GC, Willet WC, Speizer FE, Spiegelman D, Stampfer MJ. Comparison of dietary calcium with supplemental calcium and other nutrients as factors affecting the risk for kidney stones in women. *Ann Intern Med* 1997; 126, 497–504.

Curhan GC, Willett WC, Speizer FE, Stampfer MJ. Beverage use and risk for kidney stones in women. *Ann Intern Med* 1998; 128: 534–540.

Diabetes Control and Complications Trial Research Group (DCCT). The effect of intensive treatment of diabetes on the development and progression of long-term complications in insulindependent diabetes mellitus. *N Eng J Med* 1993; 329: 977.

Donker AJM, Berge RJM ten, Gans ROB, Hoorntje SJ, Wee PM ter. Ziekten van nieren en urinewegen. Acute nierinsufficiëntie. In: Meinders AE, Boogaerts MA, Erkelens DW, Vermeij P (red.). *Therapie in de Interne Geneeskunde* (pp. 708–711). Maarssen: Elsevier Gezondheidszorg, 2003a.

Donker AJM, Berge RJM ten, Gans ROB, Hoorntje SJ, Wee PM ter. Ziekten van nieren en urinewegen. Chronische nierinsufficiëntie. In: Meinders AE, Boogaerts MA, Erkelens DW, Vermeij P (red.). *Therapie in de Interne Geneeskunde* (pp. 712–725). Maarssen: Elsevier Gezondheidszorg, 2003b.

Donker AJM, Berge RJM ten, Gans ROB, Hoorntje SJ, Wee PM ter. Ziekten van nieren en urinewegen. Nefrotisch syndroom. In: Meinders AE, Boogaerts MA, Erkelens DW, Vermeij P (red.). *Therapie in de Interne Geneeskunde* (pp. 732–735). Maarssen: Elsevier Gezondheidszorg, 2003c.

Donker AJM, Berge RJM ten, Gans ROB, Hoorntje SJ, Wee PM ter. Ziekten van nieren en urinewegen. Nierstenen. In: Meinders AE, Boogaerts MA, Erkelens DW, Vermeij P (red.). *Therapie in de Interne Geneeskunde* (pp. 736–741). Maarssen: Elsevier Gezondheidszorg, 2003d.

Gansevoort RT, Zeeuw D de. Chronische nierinsufficiëntie. In Jong PE de, Koomans HA, Weening JJ (red.). *Klinische Nefrologie* (pp. 243–258). Maarssen: Elsevier Gezondheidszorg, 2005.

Goldfarb DS, Fischer ME, Keich Y, Goldberg J. A twin study of genetic and dietary influences on nephrolithiasis: a report from the Vietnam Era Twin (VET) Registry. *Kidney Int* 2005; 67: 1053–1061.

Ikizeler TA, Greene JH, Wingard, e.a. Spontaneous dietary protein intake during progression of chronic renal failure. *J Am Soc Nephrol 1995; 6: 1386.*

Kaysen GA, Gambertoglio J, Jimenez H, Hutchison FH. Effect of dietary protein intake on albumin homeostasis in nephrotic patients. *Kidney Int* 1986; 29: 572–577.

Lameire NH. Acute nierinsufficiëntie. In Jong PE de, Koomans HA, Weening JJ (red.). *Klinische Nefrologie* (pp. 229–242). Maarssen: Elsevier Gezondheidszorg, 2005.

Lamers APM, Bindels RJM, Jong PE de. Functionele anatomie van de nier. In: Jong PE de, Koomans HA, Weening JJ (red.). *Klinische Nefrologie* (pp. 19–32). Maarssen: Elsevier Gezondheidszorg, 2005.

Lemann Jr J, Pleuss JA, Gray RW, Hoffmann RG. Potassium administration reduces and potassium deprivation increases urinary calcium excretion in healthy adults. *Kidney Int* 1991; 39: 973–983.

Pedrini MT, Levey AS, Lau J, Chalmers TC, Wang PH. The effect of dietary protein restriction on the progression of diabetic and nondiabetic renal disease: a meta-analysis. *Ann Intern Med* 1996; 124: 627.

Rabelink AJ, Sijpkens YWJ. Het nefrotisch syndroom. In: Jong PE de, Koomans HA, Weening JJ (red.). *Klinische Nefrologie* (pp. 217–228). Maarssen: Elsevier Gezondheidszorg, 2005.

Reichard P, Nilsson BY, Rosenqvist U. The effect of long-term intensified insulin treatment on the development of microvascular complications of diabetes mellitus. *N Eng J Med* 1993; 329: 304.

Shuster J, Jenkins A, Logan C, e.a. Soft drink consumption and urinary stone recurrence: a randomized prevention trial. *J Clin Epidemiol* 1992; 45: 911–916.

Selamet U, Tighiouart H, Sarnak MJ, Beck G, Levey AS, Block G, Ix JH. Relationship of dietary phosphate intake with risk of end-stage renal disease and mortality in chronic kidney disease stages 3-5: The Modification of Diet in Renal Disease Study. *Kidney Int* 2015; Sep 30. doi: 10.1038/ki.2015.284. [Epub ahead of print]

Wee PM ter, Donker AJM. Dietary protein restriction for retardation of progression of chronic renal failure: yes or no? *J Art Organs* 1997a; 20: 82–86.

Wee PM ter, Donker AJM. Een eiwitbeperkt dieet is nuttig om achteruitgang van nierfunctie te vertragen bij patiënten met chronisch nierfalen. *Ned Tijdschr Diëtisten* 1997b; 52:184–188.

Hoofdstuk 3
Cystic fibrosis

April 2016

J.W. Woestenenk, K.M. de Winter-De Groot en R.H.J. Houwen

Samenvatting
Cystic fibrosis (CF) is een van de meest voorkomende erfelijke stofwisselingsziekten onder het kaukasische ras. Het basisdefect berust op een niet goed functionerend eiwit, het Cystic Fibrosis Transmembrane conductance Regulator (CFTR), dat functioneert als een chloridekanaal in de celmembraan van epitheelcellen. Hierdoor is het secreet van alle extern secernerende klieren in het lichaam abnormaal taai en droog, waardoor afvoergangen van luchtwegen, neus, pancreas, lever en voortplantingsorganen verstopt raken. Als gevolg hiervan hebben de meeste patiënten onder meer een stoornis in de vertering van vetten en eiwitten en frequente, vaak ernstige luchtweginfecties. Behandeling is symptomatisch mogelijk door intensieve bestrijding van luchtweginfecties en optimalisering van de voedingstoestand met behulp van adequate en z.n. energieverrijkte voeding, substitutie van pancreasenzymen en extra vetoplosbare vitaminen. Beïnvloeding van het defecte chloridekanaal is bij een beperkte groep patiënten sinds kort mogelijk. Het blijkt dat een behandeling in een gespecialiseerd CF-centrum de prognose en de kwaliteit van leven duidelijk doet toenemen. Multidisciplinaire behandeling staat hierbij centraal. In een CF-team neemt de diëtist een belangrijke plaats in. Adviezen over de samenstelling van de voeding, energieverrijking, het gebruik van dieetproducten en eventueel sondevoeding en de bespreking van het voedingspatroon in relatie tot leeftijdsadequaat eetgedrag zijn essentieel.

J.W. Woestenenk (✉)
afd. Diëtetiek, Universitair Medisch Centrum Utrecht, locatie Wilhelmina Kinderziekenhuis, The Netherlands

K.M. de Winter-De Groot
afd. Kinderlongziekten, Universitair Medisch Centrum Utrecht, locatie Wilhelmina Kinderziekenhuis, The Netherlands

R.H.J. Houwen
afd. Kindergastro-enterologie, Universitair Medisch Centrum Utrecht, locatie Wilhelmina Kinderziekenhuis, The Netherlands

© 2016 Bohn Stafleu van Loghum, onderdeel van Springer Media BV
M. Former et al. (Red.), *Informatorium voor Voeding en Diëtetiek*,
DOI 10.1007/978-90-368-1238-2_3

3.1   Inleiding

Cystic fibrosis (CF) is een van de meest voorkomende erfelijke stofwisselingsziekten onder het kaukasische ras. De patholoog Charlotte Andersen beschreef als een van de eersten fibrosering van de pancreas met cystevorming en scheidde het klinisch en pathologisch beeld van CF van coeliakie. Later bleek CF niet alleen een aandoening van de pancreas te zijn, maar een stoornis van alle extern secernerende klieren in het lichaam. De afvoergangen van deze klieren raken verstopt door taai ingedikt slijm met ernstige functiestoornissen als gevolg. Die komen vooral aan het licht in de luchtwegen (chronische infecties), het maag-darmkanaal (verteringsstoornissen), de voortplantingsorganen (verminderde fertiliteit en steriliteit) en in mindere mate in de neus (neuspoliepen), het endocriene gedeelte van de pancreas (diabetes mellitus) en de lever (cholestase en focale cirrose). Het inzicht in het ziektebeeld is in de afgelopen decennia enorm toegenomen, de behandeling is sterk verbeterd en de levensverwachting is als gevolg daarvan aanzienlijk toegenomen (Slieker e.a., 2005).

3.2   Prevalentie

Uit epidemiologische gegevens is bekend dat in Nederland 1 op de 4.750 pasgeborenen lijdt aan CF (Slieker e.a., 2005). CF kent een autosomaal recessieve overerving; ongeveer 1 op de 30 personen is drager van de ziekte, maar heeft geen ziekteverschijnselen.

3.3   Pathologie

3.3.1   Erfelijkheid

CF is een erfelijke stofwisselingsstoornis. In 1989 werd het CF-gen ontdekt en inmiddels zijn vele honderden mutaties in dit gen geïdentificeerd. Bij meer dan de helft van de CF-patiënten in Nederland ontbreekt fenylalanine op aminozuurplaats 508 van het eiwit (dF508-mutatie). Verder komen met veel geringere frequentie nog een dertigtal andere klinisch relevante mutaties (0,1-3,5%) voor in het CF-gen (Castellani e.a., 2007).

Wanneer beide ouders drager zijn van een mutatie in het CF-gen, is de kans één op vier dat er een kind met CF wordt geboren. Bij elke volgende zwangerschap is deze kans opnieuw één op vier. Via mutatieanalyse bij de patiënt kan meestal worden bepaald welke mutaties deze heeft. Voor prenatale diagnostiek bij familieleden (ouders, broers en zusters, ooms en tantes en hun partners) is dit van belang. DNA-diagnostiek en erfelijkheidsadvisering vinden in Nederland plaats in klinisch genetische centra, verbonden aan alle universiteiten en enkele grote ziekenhuizen.

Sinds mei 2011 zit CF in de hielprikscreening en kan de diagnose al kort na de geboorte worden gesteld.

3.3.2   Pathologie

Het CF-gen codeert voor een transporteiwit (CFTR), dat functioneert als een chloridekanaal en zich bevindt in de celmembraan van epitheelcellen. Bij CF is dit chloridekanaal niet of minder aanwezig op de celmembraan of heeft een verminderde functie. Dit geeft een gereduceerd transport van chloride-ionen vanuit de cel naar het secreet (mucus) buiten de cel. Normaal zorgen de chloride-ionen mede voor het aanzuigen van water vanuit de cel. Omdat de chlorideconcentratie in het secreet van CF-patiënten verlaagd is, wordt ook de waterconcentratie te laag. Hierdoor is het slijm van alle extern secernerende klieren ingedikt. Het abnormaal taaie secreet leidt tot verstopping van de afvoergangen van diverse organen, zoals longen, pancreas, lever en voortplantingsorganen. In de zweetklieren werkt het proces juist andersom. Van nature is zweet zout. Normaliter wordt de overmaat aan zout geresorbeerd naar het lichaam via chloridekanalen. Indien die niet goed functioneren, leidt dit tot een verhoogde concentratie aan zout in het zweet.

3.3.3   Luchtwegen

In de luchtwegen leidt het ingedikte secreet tot obstructie; bovendien vormt het een ideale voedingsbodem voor diverse soorten bacteriën, in de eerste levensjaren meestal *Staphylococcus aureus* en *Haemophilus influenzae*, later vaak *Pseudomonas aeruginosa*. De beschadiging van het luchtwegepitheel als gevolg van infecties met de genoemde bacteriën wordt versterkt en in stand gehouden door het eigen afweersysteem van het lichaam. Dit werkt uiterst adequaat en reageert op de continue aanwezigheid van de bacteriën met een algemeen ontstekingsproces (inflammatie). Om de bacteriën te neutraliseren maakt het lichaam een overmaat aan witte bloedcellen (neutrofiele granulocyten), die op hun beurt luchtwegbeschadigende producten vormen. Door deze vicieuze cirkel ontstaat luchtwegbeschadiging met uiteindelijk bronchiëctasieën als gevolg (figuur 3.1).

3.3.4   Pancreas

3.3.4.1   Exocriene functie

Het ingedikte secreet obstrueert de afvoergangen van de pancreas, waardoor lipase en (chymo)trypsine de darm niet kunnen bereiken. Als gevolg hiervan gaat bij

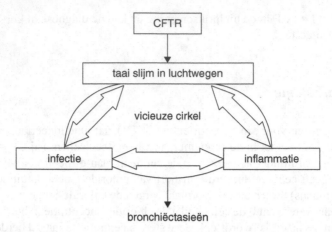

Figuur 3.1 Pathofysiologie van CF in de luchtwegen.

85 tot 90 procent van de CF-patiënten al voor de geboorte het exocriene deel van de pancreas door autodigestie te gronde en wordt het uiteindelijk vervangen door bindweefsel. Omdat er dan geen excretie van verteringsenzymen meer plaatsvindt, ontstaat er een exocriene pancreasinsufficiëntie (Littlewood e.a., 2006). Dat betreft lipase voor de vetsplitsing en (chymo)trypsine voor het splitsen van eiwitten.

Doordat de splitsing van eiwitten ook al in de maag plaatsvindt, hebben patiënten met CF in het algemeen voornamelijk problemen met de vetvertering. Bovendien valt de bicarbonaatsecretie van de pancreas weg, waardoor zure maaginhoud die in het duodenum komt, minder snel wordt geneutraliseerd. Dit heeft tot gevolg dat de darminhoud pas verderop in de dunne darm een neutrale pH bereikt.

3.3.4.2   Endocriene functie

Bij een aantal patiënten ontwikkelt zich aan CF gerelateerde diabetes mellitus (CFRD) doordat de eilandjes van Langerhans, net als de exocriene pancreas, op de lange duur door bindweefsel worden vervangen. De insulineproductie schiet dan tekort. Met de stijgende levensprognose neemt het aantal patiënten met CFRD toe; circa 15 procent van de adolescenten en zo'n 50 procent van de volwassenen krijgt CFRD (Moran e.a., 2010). Acute pulmonale infecties, ondervoeding, chronische malabsorptie en het verhoogde energieverbruik zijn factoren die de ontwikkeling van CFRD bevorderen (Kelly & Moran, 2013).

3.3.5   Lever

Ingedikt secreet geeft in de lever aanleiding tot bemoeilijkte uitscheiding van gal of zelfs verstopping van de kleine galwegen.

3.3.6 Voortplantingsorganen

Taai secreet hoopt zich op in de afvoergangen van de voortplantingsorganen, waardoor bij mannen met CF de bijbal atrofieert en bij vrouwen de eileiders minder doorgankelijk zijn. Dit geeft aanleiding tot steriliteit bij mannen en verminderde vruchtbaarheid bij vrouwen.

3.4 Diagnostiek en klinische verschijnselen

3.4.1 Diagnostiek

Sinds mei 2011 worden pasgeborenen gescreend op CF binnen het hielprikprogramma. Bij screening op CF worden immuunreactief trypsine en pancreatitis-geassocieerde proteïne in het bloed bepaald. Bij het te gronde gaan van de pancreas komen tijdens de zwangerschap en ook nog in de eerste levensmaanden zo veel van deze pancreasenzymen in het bloed terecht dat dit met een specifieke test aantoonbaar is. Als beide concentraties verhoogd zijn, volgt DNA-mutatieanalyse.

De zweettest, waarmee de diagnose CF vroeger gesteld werd, is nu meer een aanvullende test naast het DNA-onderzoek, of een screeningtest bij verdenking op CF bij een ouder kind, en alvorens er DNA-onderzoek wordt gedaan. De zweettest is gestoord indien het chloride- en natriumgehalte 60 mmol/kg zweet of meer bedraagt. De uitslag is dubieus bij waarden tussen 30 en 60 mmol/kg. Een chloride- en natriumgehalte < 30mmol/l wordt als normaal beschouwd. Wanneer de diagnose onduidelijk blijft na zowel een zweettest als DNA-onderzoek kan de doorgankelijkheid van chloridekanalen in het rectumslijmvlies of het neusepitheel gemeten worden. Indien dit verhoogd is, wordt ook DNA-mutatieanalyse verricht van de meest voorkomende mutaties en zo nodig van het hele CF-gen.

In de volgende paragrafen worden de klinische verschijnselen per orgaan besproken. Bij de ene patiënt zal de nadruk liggen op luchtwegproblemen, bij de ander op verteringsstoornissen, vaak ook de combinatie ervan. Patiënten presenteren zich op verschillende manieren. Dit hangt onder meer samen met het soort genmutaties dat de patiënt heeft.

3.4.2 Zouthuishouding

Een belangrijk symptoom op de zuigelingenleeftijd is dat de huid zout smaakt. Dat is te merken bij het kussen van het kind. De oorzaak is het verhoogde zoutgehalte in het zweet.

3.4.3   Luchtwegen

Bij de geboorte is een baby meestal asymptomatisch. Na een eerste verkoudheid kan een kind vaak langdurig blijven hoesten. In een later stadium, wanneer het taaie slijm met bacteriën is geïnfecteerd, wordt de hoest toenemend productief. Bij het ouder worden nemen de ernst en de frequentie van de infecties geleidelijk toe en worden moeilijker behandelbaar. Het chronische hoesten is vermoeiend, is nadrukkelijk aanwezig en gaat meestal gepaard met verminderde eetlust. Vanaf het begin beschadigen de infecties de luchtwegen en verergeren de inflammatie; de longfunctie gaat hierdoor achteruit. In een later stadium kunnen complicaties optreden als ophoesten van bloed (hemoptoë) of een klaplong (pneumothorax). Uiteindelijk kunnen de longen en luchtwegen zodanig beschadigd raken dat zuurstoftherapie, non-invasieve beademing of zelfs longtransplantatie noodzakelijk worden.

3.4.4   Maag-darmkanaal

Ongeveer 13-21 procent van de patiënten met CF wordt geboren met een meconiumileus (Dupuis e.a., 2015). Bij deze kinderen heeft taai secreet in het maag-darmkanaal al tijdens de zwangerschap aanleiding gegeven tot indikking van het meconium en dientengevolge tot darmverstopping. Meconiumileus uit zich in het uitblijven van de eerste meconiumlozing met als gevolg een sterk opgezette buik, fecaal braken en in ernstige gevallen een shock. Ook na het eerste levensjaar kan zich een obstructie in het maag-darmkanaal voordoen, meestal gelokaliseerd in het distale gedeelte van het ileum. Dit beeld staat bekend als distaal intestinaal obstructiesyndroom (DIOS) en wordt in eerste instantie gekenmerkt door buikpijn en een palpabele fecesmassa rechtsonder in de buik. Bij lang bestaande obstructie kan een klassieke ileus optreden (Van der Doef e.a., 2010).

Ongeveer 85 procent van de patiënten heeft bij de geboorte al een exocriene pancreasinsufficiëntie. Bij patiënten met aanvankelijk nog een goede exocriene pancreasfunctie kan de functie afnemen doordat het taaie slijm de afvoerkanalen in de pancreas verstopt. Ook deze patiënten zullen op den duur pancreasinsufficiënt zijn.

Zonder therapie verliezen patiënten met een exocriene pancreasinsufficiëntie 50-80 procent van de geconsumeerde vetten. Deze chronische vetmalabsorptie wordt met medicamenten (pancreasenzymtherapie) behandeld, waarbij vaak vetopnames boven 85 procent en voor veel patiënten boven 90 procent kunnen worden behaald (Woestenenk e.a., 2015a).

3.4.5   Lever

Verstopping van de kleine galwegen leidt bij 30 procent van de CF-patiënten tot een klinisch relevante stase van de gal en leverfunctiestoornissen. Bij een deel van hen ontstaat een ernstige levercirrose met portale hypertensie en oesofagusvarices.

3.4.6   Diabetes mellitus

Wanneer een patiënt met CF ondanks een adequate behandeling van de malabsorptie en de luchtwegpathologie niet aankomt in gewicht zonder dat daar een goede oorzaak voor aan te wijzen is, dan moet aan de mogelijkheid van diabetes worden gedacht. Vaak treden specifieke symptomen zoals hongergevoel, vermagering en polyurie op. Men moet bedacht zijn op CFRD wanneer het bloedsuikergehalte op een willekeurig tijdstip van de dag meer dan 7,0 mmol/l bedraagt. In dat geval dient nadere diagnostiek verricht te worden. Vanaf de leeftijd van 10 jaar wordt jaarlijks een orale glucosetolerantietest (OGTT) verricht. De patiënt moet nuchter komen en een grote hoeveelheid glucose, verwerkt in een drank, innemen. Een bloedglucose wordt nuchter en twee uur na inname van de glucosedrank bepaald. De uitslag wordt onderverdeeld in vier gradaties te weten:

- gradatie 1: bloedglucose nuchter en na belasting < 7mmol/l;
- gradatie 2: bloedglucose nuchter: < 7 en na belasting tussen 7,8 en 11,1 mmol/l;
- gradatie 3: bloedglucose nuchter: < 7,0 en na belasting > 11,1 mmol/l;
- gradatie 4: nuchter > 7,0 mmol/l.

Indien een nuchtere bloedglucosewaarde > 7,0 mmol/l is, wordt niet meer belast met de glucosedrank. Indien de uitkomsten in gradatie 3 vallen, wordt aanvullend een glucosedagcurvemeting gedaan. Een behandeling met insuline wordt gestart vanaf gradatie 4.

3.4.7   Prognose

Dankzij een vroegtijdig ingestelde intensieve behandeling heeft 91 procent van de patiënten in Nederland de verwachting ouder dan 15 jaar te worden (Slieker e.a., 2005); de mediane overlevingsduur is tegenwoordig 47 jaar (Stephenson e.a., 2015). Daardoor is CF niet langer alleen maar een aandoening die binnen kindergeneeskunde wordt gezien – kinderen overleden vroeger immers meestal op jeugdige leeftijd aan de gevolgen van hun ernstige chronische luchtweginfecties – maar is het een ziektebeeld geworden dat veel deelspecialistische terreinen bestrijkt, zowel bij kinderen als volwassenen. De luchtwegproblematiek staat op de voorgrond en die is de belangrijkste oorzaak van morbiditeit en mortaliteit. Het blijkt dat multidisciplinaire behandeling in een gespecialiseerd CF-centrum de prognose en de kwaliteit van leven duidelijk doet toenemen (Johnson e.a., 2003).

3.5   Behandeling

De basisbehandeling van CF bestaat enerzijds uit het voorkómen en bestrijden van de chronische luchtwegproblematiek (infectie en inflammatie) en anderzijds uit adequate voedselinname en aanpak van de exocriene pancreasinsufficiëntie. Indien niet aan beide aspecten tegelijkertijd voldoende aandacht wordt besteed, zal het netto-effect van de behandeling van de luchtwegproblematiek minder goed zijn. Als de voedselinname tekortschiet (bijv. door een slechte eetlust bij chronische luchtweginfecties) en gewichts- en lengtetoename onvoldoende zijn, treedt onder andere ook verlies op aan kracht van de ademspieren en kan het afweersysteem minder goed functioneren. Anderzijds hebben patiënten door malabsorptie en de chronische longproblematiek vaak een hoger rustmetabolisme dan normaal, waardoor zij een grotere energiebehoefte hebben.

3.5.1   Luchtwegen

Het doel van de behandeling van luchtwegproblematiek van CF is het voorkómen van progressieve beschadiging van luchtwegen en longen. Fysiotherapie en antibiotica zijn de belangrijkste behandelingsvormen, aangevuld met het gebruik van slijmoplossende middelen en eventueel anti-inflammatoire therapie.

3.5.1.1   Fysiotherapie

Fysiotherapie wordt toegepast in de vorm van houdingsdrainage en 'Active Cycle of Breathing Technique' (ACBT). De patiënten wordt geleerd zelf hun sputum te mobiliseren door middel van ademtechnieken. De meeste patiënten passen de oefeningen zelfstandig een- of tweemaal per dag toe; dit duurt een kwartier tot twintig minuten per sessie. De fysiotherapeut zorgt voor regelmatige controle en bijstelling van de ademtechniek.

Ook is gebleken dat lichamelijke inspanning een zeer effectieve therapie is. Niet alleen worden de luchtwegen hierdoor gemakkelijker geklaard van vastzittend sputum, ook de algemene spierontwikkeling, inclusief die van de ademspieren, wordt er duidelijk door bevorderd. Mits medisch verantwoord is sportbeoefening in welke vorm dan ook voor alle patiënten met CF ten zeerste aan te bevelen.

3.5.1.2   Verneveltherapie

Verneveltherapie wordt door de behandelend arts op indicatie voorgeschreven. Bij kinderen met sputumproductie kan het zinvol zijn, vaak voorafgaande aan de fysiotherapie, te vernevelen met middelen die de luchtwegen bevochtigen of een hoestprikkel geven (hypertoon zout) en/of het taaie sputum kunnen oplossen (rhD-Nase). Als onderhoudsbehandeling bij patiënten met een chronische *Pseudomonas aeruginosa*-infectie wordt vaak gestart met vernevelen met antibiotica.

3.5.1.3   Antibiotica

Afhankelijk van de klachten en conditie van de patiënt en het type bacterie in het sputum worden orale antibiotische kuren tegen luchtweg- en longinfecties gegeven. Bij onvoldoende resultaat moeten de kuren intraveneus worden toegediend. Voor de behandeling van luchtweginfecties heeft de European Cystic Fibrosis Society richtlijnen opgesteld (Doring e.a., 2012). Hierin wordt ook ingegaan op de indicaties voor antibiotica per verneveling, hetgeen voor onderhoudsbehandeling van de chronische luchtweginfecties steeds vaker wordt toegepast. Patiënten die frequent in het ziekenhuis moeten worden opgenomen, wordt door thuiszorgorganisaties geleerd deze kuren thuis toe te passen, zodat school, werk en het eigen sociaal leven zo min mogelijk worden onderbroken. De behandelend arts in het ziekenhuis houdt de eindverantwoordelijkheid voor de behandeling.

3.5.1.4   Longtransplantatie

Chronische infecties en inflammatie geven een sterke beschadiging van de longen; de longfunctie gaat steeds verder achteruit en de patiënt invalideert. Dit uit zich in een zeer sterke beperking van de actieradius en bewegingsvrijheid. Er is meestal chronisch behoefte aan zuurstof. Longtransplantatie is dan een mogelijke behandeling. Na een longtransplantatie moet de patiënt blijvend immuunsuppressiva gebruiken tegen afstotingsreacties. Bij acceptatie voor transplantatie moet rekening worden gehouden met lange wachttijden vanwege een groot tekort aan donoren. Na een succesvolle transplantatie zijn de longen vrij van CF-verschijnselen; de patiënt houdt echter wel symptomen van CF in alle andere aangedane organen. In 2014 werden in Nederland zeventien longtransplantaties gedaan bij patiënten met CF (NCFS).

3.5.2   Pancreas

De malabsorptie bij CF wordt behandeld door het geven van adequate voeding en pancreasenzymsubstitutie (Borowitz e.a., 2002; Sinaasappel e.a., 2002). Voorheen werd als substitutie gevriesdroogd pancreaspoeder (pancreatine) gebruikt. Dit merendeels uit eiwit bestaande extract wordt echter voor het grootste deel in de maag geïnactiveerd. Voor de inmiddels beschikbare 'enteric-coated' microsferen geldt dit niet, aangezien die pas in een neutraal milieu, dus voorbij de maag, uiteenvallen. Met de huidige pancreasenzymsubstitutie valt een vetresorptiecoëfficiënt van meer dan 85 procent te bereiken (Woestenenk e.a., 2015a).

Indien, ondanks een adequate pancreasenzymsubstitutie de vetresorptiecoëfficiënt < 85 procent blijft, valt te overwegen protonpompremmers (bijvoorbeeld

Omeprazol® of Losec®) aan de pancreasenzymsubstitutie toe te voegen. Proton-pompremmers onderdrukken de maagzuursecretie, waardoor reeds in het begin van het duodenum een neutrale pH wordt bereikt en de enzymen uit de microsferen kunnen vrijkomen. Hierdoor is een langer traject in de darm beschikbaar, waarin de enzymen hun werk kunnen doen. Een significant positieve werking van pro-tonpompremmers is niet bij elke patiënt aangetoond (Woestenenk e.a., 2015a) en het is aannemelijk dat het enkel de werking van de enzymen verbetert bij patiënten met een lage pH in het duodenum. Onderzoek laat zien dat een aantal patiënten een relatief lage vetresorptiecoëfficiënt (< 85%) blijft houden ondanks adequate enzym-suppletie (Woestenenk e.a., 2015a).

In Nederland zijn drie fabrikanten die enteric-coated microsferen op de markt brengen (tabel 3.1). De diverse preparaten hebben een verschillende concentra-tie aan vetsplitsende (lipase), eiwitsplitsende (protease) en koolhydraatsplitsende (amylase) eenheden.

Bijstelling van de dosering dient individueel bekeken te worden op basis van groei, klachten (buikpijn, diarree), algemeen welbevinden en eventueel vetmalab-sorptie. Een dagdosering van meer dan 10.000 lipase E per kilogram (maximaal 250.000-300.000 lipase E/dag) is niet zinvol, en mogelijk gevaarlijk omdat dit tot stricturen van het colon zou kunnen leiden (FitzSimmons e.a., 1997).

Bij zuigelingen moet het enzympreparaat niet door de flesvoeding worden ge-mengd, maar tussen het voeden door met een lepeltje worden gegeven in lichtzure voeding, zoals vruchtensap, vruchtenmoes of eventueel aanmaaklimonade. Voor alle leeftijdsgroepen geldt dat het enzympreparaat vóór de maaltijd kan worden toe-gediend (Woestenenk e.a., 2015a). Indien terugkerend een lage vetresorptie wordt gevonden, kan overwogen worden om een deel van de enzymen voorafgaand en tijdens de maaltijd te geven. Dit laatste is niet wenselijk om standaard te adviseren om het medicaliseren van de maaltijdmomenten te voorkomen.

Tabel 3.1   In Nederland verkrijgbare 'enteric-coated' pancreasenzympreparaten.

Naam	Fabrikant	Lipase E	Protease E	Amylase E
Creon Granulaat®	Milan	5.000	200	3.600
Creon®	Milan	10.000	600	8.000
Creon Forte®	Milan	25.000	1.000	18.000
Creon extra forte®	Milan	40.000	1.600	25.000
Panzytrat®	diverse fabrikanten	10.000	500	9.000
Panzytrat®	diverse fabrikanten	25.000	1.250	22.500
Panzytrat granulaat®	diverse fabrikanten	5.200	260	4.680
Pancrease HL®	Janssen-Cilag	25.000	1.250	22.500

E = eenheid
Bron: Farmacotherapeutisch Kompas, Zorginstituut Nederland

3.5.3   Lever

Bij patiënten met afwijkende transaminasen en beginnende leverafwijkingen wordt ursodeoxycholzuur voorgeschreven in een dosering van 20 mg/kg/dag (maximaal 1000 mg/dag). Hierdoor verbeteren de gestoorde transaminasen (Colombo e.a., 2002) en wordt waarschijnlijk ook de progressie van de leverbeschadiging voorkomen.

3.5.4   Dieetadvies

De voeding moet aangepast worden aan een eventueel verhoogde energiebehoefte die wordt veroorzaakt door malabsorptie, recidiverende luchtweginfecties en verhoogde ademarbeid (verder par. 3.6).

3.5.5   Nieuwe ontwikkelingen

Veel onderzoek wordt gedaan naar de doorgankelijkheid van de chloridekanalen en middelen die deze kunnen verbeteren. Beïnvloeding van het defecte chloridekanaal lijkt bij een beperkte groep patiënten met een bepaalde gating-mutatie mogelijk. Sinds kort is er voor deze patiëntengroep een oraal geneesmiddel op de markt dat helpt om het CFTR-eiwit normaal te laten werken. Hierdoor wordt het slijm dunner en worden de luchtwegen gehydrateerd en beschermd. Ook sinusproblemen worden minder, de insulinebehoefte kan verminderen en de voedingstoestand verbetert.

3.5.6   Sociale begeleiding

De constant aanwezige ziekteverschijnselen, het intensieve behandelingspatroon en de beperkte levensprognose hebben consequenties voor de psychische en sociale ontwikkeling. In eerste instantie verloopt de psychische ontwikkeling niet anders dan bij gezonde kinderen (Szyndler e.a., 2005), maar bij adolescenten is er sprake van een geleidelijke achteruitgang van de fysieke mogelijkheden waardoor er beperkingen optreden. Het onderwijs behoeft tijdens de basisschoolperiode meestal niet aangepast te worden.

De meeste patiënten met CF gaan naar een reguliere middelbare school, hoewel het programma – afhankelijk van de fysieke conditie – bij een aantal van hen aanpassing behoeft. Het zoeken naar verdere studiemogelijkheden en beroepsopleidingen vereist begeleiding. Voor sommige patiënten is een volledige werkkring niet te realiseren door beperkingen in de fysieke conditie en de grote tijdsinvestering die het intensieve behandelingspatroon vergt. Ondanks deze handicaps blijkt de kwaliteit van leven bij veel patiënten op een hoog peil te staan. Er bestaan specifieke lijsten om de kwaliteit van leven bij CF te meten (Klijn e.a., 2004).

3.6 Voedingsbeleid

Het behouden of bereiken van een goede voedingstoestand is een van de hoofddoelen bij de behandeling van CF. Een goede voedingstoestand leidt tot een verbetering van de prognose, terwijl ondergewicht (Borowitz, 1996) en overgewicht een negatief effect hebben op de longfunctie (Stephenson e.a., 2013; Hanna & Weiner, 2015). Het is daarom belangrijk dat men inzicht heeft in de kwantitatieve en kwalitatieve voedselinname.

3.6.1 Voedingstoestand en voedingsbeleid

Voor het beoordelen van de voedingstoestand worden (poli)klinisch routinematig lengte en gewicht gemeten en bij kinderen in een groeicurve vastgelegd. De bijbehorende standaarddeviatiescore voor lengte en voor gewicht naar lengte wordt berekend om de groei te volgen en te evalueren. Bij volwassenen wordt de Body Mass Index (BMI: het gewicht in kg gedeeld door de lengte in m in het kwadraat) als maat voor de voedingstoestand gebruikt. Ook kan het routinematig bepalen van lichaamssamenstelling onderdeel uitmaken van het bepalen van de voedingstoestand: het achterblijven in vetvrije massa, zowel bij patiënten met achterblijvend gewicht, als goed gewicht, is geassocieerd met versnelde achteruitgang in longfunctie (Engelen e.a., 2012; Sheikh e.a., 2013).

Het voedingsbeleid wordt vastgesteld op basis van een uitgebreide voedingsanamnese in combinatie met het gastro-intestinaal klachtenpatroon, een vetverteringsonderzoek, de longfunctie, de antropometrische parameters en de overige medische gegevens. De voedingsanamnese is kwantitatief gericht op de voedselinname van de patiënt en kwalitatief op de consistentie, de maaltijdmomenten, de regelmaat, de omstandigheden rondom de voeding en de inneming van pancreasenzymen. Een mondelinge voedingsanamnese of het laten bijhouden van een voedingsdagboek geeft de benodigde informatie. Gelet wordt op de volwaardigheid van de voeding met een juiste verhouding van eiwitten, vetten en koolhydraten. In de praktijk betekent dit dat de patiënt adviezen krijgt over maaltijdfrequentie, consistentie, leeftijdsadequaat eetgedrag, informatie over productkeuze en over omstandigheden rondom de voeding in verschillende situaties. Er wordt onder andere rekening gehouden met beschikbare tijd, prikkels in de omgeving en vermoeidheid.

Op indicatie wordt een vetverteringsonderzoek van de ontlasting verricht. Indicaties hiervoor zijn onder andere een verminderde conditie, gewichtsverlies, achterblijven in lengtegroei, wijziging van pancreasenzymsubstitutie en buikpijnklachten.

3.6.2 Dieetkenmerken

In Nederland heeft de Gezondheidsraad voedingsnormen per leeftijdsgroep vastgesteld voor de gezonde populatie (Gezondheidsraad, 2001). Die vormen voor CF-patiënten het uitgangspunt voor voedingsadviezen.

3.6.2.1 Energie

Indien patiënten met CF een goede vetresorptie hebben, volgens een normaal patroon groeien (kinderen) of een BMI tussen 20-25 kg/m^2 (volwassenen) hebben, en slechts af en toe milde exacerbaties van hun luchtweginfecties hebben, is een normale energie-inname die overeenkomt met de norm voor leeftijdsgenoten over het algemeen toereikend. Een verhoogde energiebehoefte wordt onder meer veroorzaakt door malabsorptie, recidiverende luchtweginfecties en verhoogde ademarbeid. In die omstandigheden en zeker indien de groei achterblijft, wordt een energie-inname van minimaal 120 procent van de aanbevolen dagelijkse hoeveelheid (ADH) voeding nagestreefd (Borowitz e.a., 2002; Sinaasappel e.a., 2002).

Aanbevolen dagelijkse hoeveelheid De ADH voor gezonde personen is gebaseerd op energieverbruik in rust, fysieke activiteit en een toeslag voor groei, en dekt theoretisch de gemiddelde energiebehoefte van een bepaalde leeftijdscategorie gezonde personen. Deze leeftijdscategorieën omvatten voor kinderen echter vaak 3-5 leeftijdsjaren. Het gebruik van zulke grote leeftijdsintervallen voor kinderen heeft beperkingen: wanneer een kind het eerste jaar van de volgende leeftijdscategorie bereikt, moet het volgens de aanbeveling van de ene op de andere dag aanzienlijk meer energie consumeren om aan de ADH voor energie-inname te voldoen, terwijl in werkelijkheid de energie-inname van jaar tot jaar geleidelijk toeneemt (Woestenenk e.a., 2014). Verder blijkt dat gezonde personen een lagere inname hebben dan de ADH (tabel 3.2), en kinderen en adolescenten met CF een lagere inname hebben dan het internationale advies van 120 procent ADH voor gezonde personen. De absolute energie-inname van kinderen met CF is echter significant hoger dan die van gezonde personen (Woestenenk e.a., 2014). Daarom is een individuele bepaling van de energiebehoefte meer voor de hand liggend.

In het UMCU gebruiken we de energie-inname van gezonde kinderen, zoals weergegeven in tabel 3.2, als uitgangspunt voor het beoordelen van de energie-inname van een kind met CF. In het UMCU gebruiken we de calorie-inname van gezonde personen (tabel 3.2), als uitgangspunt voor het beoordelen van de calorie-inname van een patiënt met CF. Bij patiënten met een goede vetresorptie, een normaal groeipatroon en beperkte longproblemen wordt een inname die overeenkomt met ten minste de inname van gezonde personen nagestreefd. Bij patiënten met een verhoogde behoefte worden innames van minimaal 120 procent van de inname van gezonde personen nagestreefd.

Tabel 3.2 Energie-inname in kcal van gezonde personen vergeleken met die van kinderen en adolescenten met CF en uitgezet tegen de aanbevolen dagelijkse hoeveelheid (ADH).

Lft		Jongens			Meisjes	
		Gezonde personen	CF		Gezonde personen	CF
	ADH	Calorie-inname (%ADH)	Calorie-inname (%ADH)	ADH	Calorie-inname (%ADH)	Calorie-inname (%ADH)
2	1190	1345 ± 328 (113 ± 27)	1440 ± 327 (121 ± 28)	1119	1194 ± 250 (107 ± 22)	1319 ± 238 (118 ± 21)
3	1190	1413 ± 318 (119 ± 27)	1503 ± 263 (126 ± 22)	1119	1366 ± 306 (122 ± 27)	1489 ± 247 (133 ± 22)
4	1714	1535 ± 335 (90 ± 20)	1688 ± 296 (98 ± 17)	1548	1351 ± 282 (87 ± 18)	1576 ± 267 (102 ± 17)
5	1714	1612 ± 300 (94 ± 18)	1874 ± 280 (109 ± 16)	1548	1519 ± 334 (98 ± 22)	1696 ± 288 (110 ± 19)
6	1714	1649 ± 337 (96 ± 20)	1913 ± 329 (112 ± 19)	1548	1541 ± 326 (100 ± 21)	1833 ± 355 (118 ± 23)
7	1714	1925 ± 402 (112 ± 23)	2046 ± 354 (119 ± 21)	1548	1848 ± 385 (119 ± 25)	1950 ± 336 (126 ± 22)
8	1714	2018 ± 393 (118 ± 23)	2198 ± 381 (128 ± 22)	1548	1895 ± 297 (122 ± 19)	2039 ± 379 (132 ± 24)
9	2524	2096 ± 433 (83 ± 17)	2357 ± 400 (93 ± 16)	2262	1988 ± 440 (88 ± 19)	2067 ± 348 (91 ± 15)
10	2524	2176 ± 462 (86 ± 18)	2332 ± 379 (92 ± 15)	2262	1987 ± 376 (88 ± 16)	2174 ± 390 (96 ± 17)
11	2524	2295 ± 466 (91 ± 18)	2475 ± 433 (98 ± 17)	2262	2052 ± 362 (91 ± 16)	2292 ± 396 (101 ± 17)
12	2524	2305 ± 633 (91 ± 25)	2464 ± 498 (98 ± 20)	2262	2130 ± 384 (94 ± 17)	2426 ± 469 (107 ± 21)
13	2524	2441 ± 534 (97 ± 21)	2654 ± 458 (105 ± 18)	2262	2027 ± 453 (90 ± 20)	2530 ± 547 (108 ± 21)
14	3330	2489 ± 702 (75 ± 21)	2887 ± 475 (87 ± 14)	2476	2093 ± 490 (85 ± 20)	2480 ± 485 (100 ± 16)
15	3330	2772 ± 741 (83 ± 22)	3025 ± 521 (91 ± 16)	2476	2045 ± 469 (83 ± 19)	2499 ± 444 (101 ± 18)
16	3330	2642 ± 946 (79 ± 28)	3038 ± 643 (91 ± 19)	2476	1999 ± 469 (81 ± 19)	2389 ± 585 (96 ± 24)
17	3330	2699 ± 853 (81 ± 26)	3231 ± 858 (97 ± 26)	2476	2075 ± 538 (84 ± 22)	2249 ± 598 (91 ± 24)

Bron: Woestenenk e.a., 2014 (ingekort)

Schofield-formule De energiebehoefte van kinderen en volwassenen wordt ook wel bepaald met behulp van de Schofield-formule (Schofield, 1985). Bij toepassing van deze formule wordt de energiebehoefte in een aantal stappen berekend. De eerste stap hierin is het meten van het rustmetabolisme (basaalmetabolisme). In deze meting is gecorrigeerd voor een ziektefactor. De meting van het rustmetabolisme kan plaatsvinden met behulp van een indirecte calorimetriemeting, waarbij – in een gestandaardiseerde omgeving – de O_2- en CO_2-concentraties van de in- en uit-

Tabel 3.3 Schofield-formules voor het berekenen van het rustmetabolisme (RM) (in kcal/dag).

Leeftijd	Man	Vrouw
0-3 jaar	$0,167 \times$ (gewicht in kg) $+ 1516,7 \times$ (lengte in m) $- 617,3$	$16,2 \times$ (gewicht in kg) $+ 1022,7 \times$ (lengte in m) $- 413,3$
3-10 jaar	$19,6 \times$ (gewicht in kg) $+ 130,2 \times$ (lengte in m) $+ 414,7$	$17,0 \times$ (gewicht in kg) $+ 161,7 \times$ (lengte in m) $+ 371,0$
10-18 jaar	$16,2 \times$ (gewicht in kg) $+ 137,1 \times$ (lengte in m) $+ 515,3$	$8,4 \times$ (gewicht in kg) $+ 465,4 \times$ (lengte in m) $+ 200,0$
18-30 jaar	$15,0 \times$ (gewicht in kg) $- 10,0 \times$ (lengte in m) $+ 705,3$	$13,6 \times$ (gewicht in kg) $+ 282,8 \times$ (lengte in m) $+ 98,2$
30-60 jaar	$11,5 \times$ (gewicht in kg) $- 2,6 \times$ (lengte in m) $+ 876,6$	$8,1 \times$ (gewicht in kg) $+ 1,4 \times$ (lengte in m) $+ 843,1$
≥ 60 jaar	$9,1 \times$ (gewicht in kg) $+ 971,6 \times$ (lengte in m) $- 833,8$	$7,9 \times$ gewicht in kg) $+ 457,9 \times$ (lengte in m) $+ 17,7$

Tabel 3.4 De ziektefactor (ZF) wordt bij CF bepaald aan de hand van de longfunctie, met name het geforceerde expiratoire volume in één seconde, de FEV_1.

Longfunctie	Ziektefactor
$FEV_1 > 80\%$ van de norm	1,0
FEV_1 40-79% van de norm	1,2
$FEV_1 < 40\%$ van de norm	1,3

gaande lucht worden gemeten. Hierbij wordt het energieverbruik in rust bepaald en wordt tevens de extra energie benodigd voor verhoogde ademarbeid, inflammatie enzovoort meegemeten.

Indien een ziekenhuis niet beschikt over meetapparatuur om het basaalmetabolisme te meten, kan het basaalmetabolisme ook worden geschat op basis van door Schofield gepubliceerde gegevens (tabel 3.3), gecorrigeerd voor een ziektefactor (tabel 3.4).

Voor een schatting van het RM is de Schofield-formule matig betrouwbaar (Da Rocha e.a., 2005): vaak is er een onderschatting van de actuele energiebehoefte van patiënten met CF (Murphy e.a., 1995; Moudiou e.a., 2007). Een reden hiervoor is dat de kenmerken van de referentiepopulatie niet altijd overeenkomen met die van de patiënt voor wie het RM wordt berekend, bijvoorbeeld vanwege een andere lichaamssamenstelling.

Niet alleen het rustmetabolisme bepaalt de totale dagelijkse energiebehoefte, ook het activiteitenpatroon van het kind speelt een rol. Daarnaast is energie nodig voor groei. Voor beide factoren vindt een opslag, bovenop het basaalmetabolisme, plaats (tabel 3.5 en tabel 3.6).

Als laatste vindt een correctie plaats voor verlies van energie in feces door vetmalabsorptie. Hiertoe wordt de vetresorptiecoëfficiënt (RC) bepaald. Dit houdt in dat gedurende drie dagen de geconsumeerde voeding wordt genoteerd in een voedingsdagboek en vanaf de tweede dag dat de voeding wordt genoteerd, worden drie achtereenvolgende dagen feces gespaard. De gemiddelde vetinname per 24 uur wordt berekend en de gemiddelde vetuitscheiding per 24 uur bepaald.

Tabel 3.5 De activiteitenfactor (AF).

Activiteit van het kind	Activiteitsfactor
bedlegerig	1,0
beperkt actief	1,1
gezonde pasgeborenen	1,1
zuigelingen > 1 maand	1,1-1,3
normaal actief jong kind	1,3-1,5
schoolkind/adolescent en volwassenen:	
• zittend leven	1,5
• actief	1,7
• intensieve sport	1,7-2,1

Tabel 3.6 De groeifactor (GF) is de energie die nodig is voor normale groei.

Leeftijdsfase van het kind	Groeifactor
zuigelingen < 4 maanden	1,30
zuigelingen > 4 maanden	1,10
kinderen 1-2 jaar	1,02-1,04
kinderen > 2 jaar	1,02
puberteitsgroeispurt	1,04 (tijdens piek 1,20)

De resorptiecoëfficiënt (RC) wordt als volgt berekend:

RC = {(vet in de voeding per 24 uur – vet in feces per 24 uur)/(vet in voeding per 24 uur)} × 100% = … %

Indien de RC niet bekend is, wordt 0,93 (~93%) in de Schofield-formule ingevuld, de ondergrens van de vetresorptiecoëfficiënt bij personen met een normale pancreasfunctie.

Berekening van dagelijkse energiebehoefte waarbij het rustmetabolisme wordt gemeten:

Dagelijkse energiebehoefte = RM × AF × GF/RC
(RM = rustmetabolisme; AF = activiteitenfactor; GF = groeifactor; RC = vetresorptiecoëfficiënt)

Berekening van dagelijkse energiebehoefte volgens Schofield waarbij het rustmetabolisme wordt geschat:

Dagelijkse energiebehoefte = RM × (AF + ZF – 1) × GF/RC
(RM = rustmetabolisme; AF = activiteitenfactor; ZF = ziektefactor; GF = groeifactor; RC = vetresorptiecoëfficiënt

De uitkomst van de Schofield-formule is een grove benadering van de werkelijke energiebehoefte van kinderen, vooral omdat veel factoren worden ingeschat. Het kan gebruikt worden als uitgangspunt, maar het is zeker zo belangrijk om bij kinderen regelmatig de actuele groei (lengte en gewicht) te evalueren en bij volwassenen het verloop van gewicht en BMI, en op basis daarvan de energie-inname zo nodig aan te passen.

3.6.2.2   Eiwit

De aanbevolen hoeveelheid eiwit voor patiënten met CF in stabiele fases komt overeen met de voedingsnormen van de Gezondheidsraad (Gezondheidsraad, 2001). De
aanbevelingen worden uitgedrukt in grammen eiwit per kilogram lichaamsgewicht.
Bij het streven naar inhaalgroei, bij een slechte voedingstoestand en/of bij inflammatie is de behoefte verhoogd. Enkele kortdurende studies tonen een positief effect
van een hoge eiwitinname op de eiwitsynthese (Engelen e.a., 2013). Deze effecten
zijn evenwel nog niet aangetoond in langdurige studies.

3.6.2.3   Vetten

De aanbevolen hoeveelheid vet voor zuigelingen van 0 tot 5 maanden is 45 tot
50 energieprocent. Voor de zuigeling van 6 tot 12 maanden is dit 40 energieprocent. Vanaf de leeftijd van 12 maanden is de aanbeveling 35 tot 40 energieprocent
(Borowitz e.a., 2002). Deze aanbeveling is hoger dan de aanbevelingen van de Gezondheidsraad voor gezonde personen en lijkt te leiden tot innames van verzadigde
vetten ruim boven de aanvaardbare bovengrens van 10 procent (Woestenenk e.a.,
2014). Bij het beoordelen van de vetinname dient ook aandacht besteed te worden
aan de meervoudig onverzadigde vetzuren. Een adequate inname hiervan is voor
kinderen tot 6 maanden 5 energieprocent, boven de 6 maanden 2 energieprocent.

Om het advies praktisch invulling te geven is het belangrijk dat de nadruk ligt op
het gebruik van vetrijke producten met bij voorkeur onverzadigde vetzuren.

3.6.2.4   Vitamines

Lange tijd is gedacht dat er, mede door vetmalabsorptie, een tekort aan de in vet
oplosbare vitamines (vitamine A, D, E en K) ontstaat en dat relatief hoge supple-
ties nodig waren (Borowitz e.a., 2002; Sinaasappel e.a., 2002). Recent onderzoek
laat zien dat vitamine A- en E-deficiënties weinig voorkomen (Woestenenk e.a.,
2015b en 2015c) en mogelijk zijn de vitamine A- en vitamine E-doseringen, zoals
omschreven in de CF-richtlijnen (Borowitz e.a., 2002; Sinaasappel e.a., 2001), aan
de hoge kant. In het UMCU worden daarom lagere startdoseringen gehanteerd dan
beschreven in de richtlijnen:

- vitamine A 1.500 IE/dag;
- vitamine E:
  - < 1 jaar: 50 IU/dag;
  - 1 tot 4 jaar: 100 IE/dag;
  - vanaf 4 jaar: 200 IE/dag;
- vitamine D:
  - tot 4 jaar: 400 IE/dag;
  - vanaf 4 jaar: 600 IE/dag.

Aanpassing op basis van serumspiegels vindt zo nodig plaats. Het is niet gebruikelijk routinematig vitamine K te suppleren, behalve bij patiënten met leverfunctiestoornissen.

3.6.2.5 Natrium

In verband met verhoogd verlies van zout in de vorm van transpiratie is extra natrium noodzakelijk bij warm weer, koorts, diarree en/of lichamelijke activiteiten waarbij veel getranspireerd wordt. Hierin kan worden voorzien door het toevoegen van keukenzout aan de flesvoeding of van extra keukenzout of bouillonpoeder aan de warme maaltijd en door het gebruik van bouillon, soep en hartige snacks. Het is belangrijk om bij extra zoutgebruik voldoende te drinken.

3.6.2.6 Voedingsvezel

Voor kinderen tot 3 jaar bestaan geen aanbevelingen voor voedingsvezels. Kinderen van 3 jaar en ouder moeten per dag minimaal een hoeveelheid voedingsvezel innemen van hun leeftijd + 5 gram. Vanaf 19 jaar worden de Nederlandse aanbevelingen voor volwassenen gebruikt: minimaal 30 tot 40 g/dag of 3 g/MJ (Gezondheidsraad, 2006). Voldoende voedingsvezel in de voeding kan gerealiseerd worden door het aanbieden van volkoren broodsoorten, voldoende groente, fruit en volkoren zetmeelproducten.

3.6.2.7 Drinkvocht

Door een toegenomen viscositeit van de darminhoud kan gemakkelijk obstipatie optreden. Voor drinkvocht bij kinderen worden daarom de volgende aanbevelingen per dag gedaan:

- 0-3 maanden: 150 ml × gewicht in kg;
- 4-6 maanden: 130 ml × gewicht in kg;
- 7-9 maanden: 120 ml × gewicht in kg;
- 10-12 maanden: 110 ml × gewicht in kg;
- vanaf 1 jaar, 1-10 kg: 100 ml × gewicht in kg;
- vanaf 1 jaar, 11-20 kg: 1000 ml + 50 × (gewicht in kg − 10);
- vanaf 1 jaar, > 20 kg: 1500 ml + 20 × (gewicht in kg − 20).

Voor volwassenen is de minimale behoefte 1500 ml per 24 uur. Bij warm weer en/of transpiratie, verhoogde natriuminneming en/of verhoogde vezelinneming wordt 2000 ml per 24 uur aanbevolen.

Tabel 3.7 Indicaties voor aanvulling van voeding met dieetproducten en sondevoeding.

Leeftijdsgroep	Dieetproducten	Sondevoeding*
< 2 jaar	failure to thrive SDS G/L** tussen –1 en –1,5 ongewenst gewichtsverlies in laatste 4-6 maanden	failure to thrive SDS G/L** ≤ –1,5 ongewenst gewichtsverlies in de laatste 4-6 maanden
2-18 jaar	gelijkblijvend gewicht in laatste 6 maanden	gelijkblijvend gewicht in laatste 6 maanden
18 jaar	BMI*** < 18,5 en: > 5% ongewenst gewichtsverlies in laatste 2 maanden	BMI*** < 18,5 of: > 5% ongewenst gewichtsverlies in laatste 2 maanden

* Indicaties voor sondevoeding onder voorwaarde dat dieetproducten niet tot het gewenste resultaat hebben geleid.
** SDS G/L = standaarddeviatiescore voor gewicht naar lengte.
*** BMI = Body Mass Index: gewicht in kg gedeeld door de lengte in m in het kwadraat.
Bron: Sinaasappel e.a., 2002

3.6.3   Aanvullende voeding

Patiënten hebben door malabsorptie en de chronische longproblematiek vaak een grotere energiebehoefte. Bij eetproblemen en/of anorexie bij chronische luchtweginfecties (vermoeidheid, kortademigheid, antibiotica) kan het vermogen om kwalitatief en/of kwantitatief voldoende voedsel in te nemen, tekortschieten. Een aanvulling van de voeding moet dan overwogen worden in de vorm van dieetproducten en/of sondevoeding. De indicaties hiervoor staan in tabel 3.7.

3.6.3.1   Dieetproducten

De huidige voeding kan worden aangevuld met een energierijke kant-en-klare, volledige (kinder)drinkvoeding. De voorkeur gaat in verband met de verhouding van de macronutriënten uit naar een kant-en-klare energierijke drank op melkbasis.

3.6.3.2   Sondevoeding

Indien de voedselinname van de patiënt met behulp van normale voedingsmiddelen in combinatie met energierijke dieetproducten ontoereikend is, dan is aanvullende sondevoeding of volledige sondevoeding noodzakelijk. De energiebehoefte en de evaluatie van de huidige voedselinname vormen het uitgangspunt voor de afweging of sondevoeding als aanvulling of als volledige voeding wordt gegeven. Het voordeel van voeding per sonde is dat de druk van het 'moeten' eten eraf is, zodat de maaltijden in een meer ontspannen sfeer kunnen verlopen. Aanvullende sondevoeding wordt bij voorkeur 's nachts met behulp van een voedingspomp gegeven.

De pancreasenzymsubstitutie kan vóór het starten van de sondevoeding worden gegeven (Woestenenk e.a., 2015a).

Volledige sondevoeding wordt overdag in porties en/of 's nachts met behulp van
een voedingspomp gegeven.

3.6.4   Voeding in de verschillende levensfasen

3.6.4.1   Zuigelingen

In de beginmaanden van het eerste levensjaar gaat de voorkeur uit naar borstvoeding. Een alternatief voor borstvoeding is volledige zuigelingenvoeding. Bij
borstvoeding en zuigelingenvoeding is pancreasenzymsuppletie noodzakelijk. De
introductie van bijvoedingen vindt plaats volgens de richtlijnen van het consulta-
tiebureau.

Bij een achterblijvende groei in gewicht en/of lengte wordt de zuigelingenvoeding of moedermelk verrijkt met extra zuigelingenvoeding in poedervorm. Ook kan
worden gekozen voor een volledige, energierijke kant-en-klare dieetvoeding voor
zuigelingen.

Bij ernstige verterings- en resorptiestoornissen, bijvoorbeeld na een partiële
darmresectie, wordt een voeding op basis van middellangeketenvetzuren geadviseerd. Enzymsubstitutie is bij deze MCT-voeding aanvankelijk niet noodzakelijk.
Als de groeicurve afbuigt bij voldoende energie-inneming en/of indien de ontlasting
van de zuigeling vetter wordt, is enzymsuppletie noodzakelijk.

3.6.4.2   Peuters en kleuters

In deze leeftijdsfase groeien kinderen minder snel dan in het eerste levensjaar. De
behoefte aan energie en voedingsstoffen neemt relatief af. In deze fase ontwikkelt
het kind zijn ik-gevoel en het gedrag is onvoorspelbaar en minder beïnvloedbaar.
Het kind kan de ene dag goed eten en de volgende dag het eten weigeren. Ouders
zijn soms bezorgd en vragen zich af of het kind wel voldoende voeding krijgt. Aan-
dachtspunten voor de hulpverlener hierbij zijn de volgende.

1. Probeer met de etenstijden zo veel mogelijk in te spelen op het dagritme en de
   vermoeidheid van het kind. Probeer de momenten dat een kind eetlust heeft, zo
   goed mogelijk te benutten.
2. Gebruik vijf kleinere maaltijden in plaats van drie. Dit is vooral goed mogelijk
   wanneer het kind thuis is. De portiegrootte kan op die manier kleiner zijn en de
   maaltijdduur korter.
3. Leer het kind wennen aan het innemen van pancreasenzymen bij eten en drinken.
4. Als een kind een periode slecht eet, kies dan voor kleine energierijke maaltijden.

5. Geef geen bouillon voor een maaltijd. Bouillon bevat relatief weinig voedingsstoffen en geeft een vol gevoel. Voorkom dat een kind vlak voor een maaltijd
   veel drinkt; veel drinken zorgt namelijk voor een vol gevoel.
6. Bij vermoeidheid kan gekozen worden voor maaltijden waarop een kind minder
   hoeft te kauwen, bijvoorbeeld aardappelpuree, pasta of stamppotten.

Als de groei goed is, zal een dag of enkele dagen minder eten voor het kind geen
consequenties hebben. Een kind dwingen tot eten leidt tot vervelende confrontaties
die bijdragen aan het ontwikkelen van een eetprobleem. Het sociale aspect van eten
gaat verloren. Bij een afbuigende groeicurve moet per individu bekeken worden wat
de beste interventie is.

3.6.4.3   Het schoolgaande kind

Het schoolkind wordt zelfstandiger en is vaak langere tijd van huis. Het kind moet
leren dat zijn eigen inzet belangrijk is. In deze fase ontwikkelt het kind zelfver-
trouwen. Het kind moet regelmatig iets tussendoor eten om in de energiebehoefte
te voorzien. De hulpverlener moet er rekening mee houden dat de voeding van het
kind zo veel mogelijk overeenkomt met de voeding van leeftijdsgenoten, anders
wordt het kind in een uitzonderingssituatie geplaatst. Bij het adviseren van energierijke tussendoortjes moet gekeken worden of die in het gezinsleven kunnen worden
ingepast.

3.6.4.4   Tieners

De groeispurt bij tieners vraagt veel energie en eiwit om de lengtegroei en de gewichtstoename evenwichtig te laten verlopen. De tiener wordt zelf verantwoordelijk voor zijn voedselinneming. De tiener is veel van huis en zal steeds meer zijn
eigen voedingspatroon bepalen. Vaak realiseert de patiënt zich in deze periode wat
zijn ziekte inhoudt. De tiener kan moeite krijgen met het innemen van pancreasenzymen, energierijke tussendoortjes, dranken enzovoort. Hij voelt dat hij een uitzon-
deringspositie heeft. Het is belangrijk om in te spelen op het dagritme van de tiener
en op de wijze waarop hij met de therapie omgaat. Er kunnen adviezen gegeven
worden over de te nemen tussendoortjes op school. Tevens kan ondersteuning van
een maatschappelijk werker of psycholoog wenselijk zijn.

3.6.4.5   Adolescenten en volwassenen

De energiebehoefte van adolescenten en volwassenen is meestal gerelateerd aan de
longfunctie. Het blijft van belang een goede voedingstoestand na te streven.

3.6.5 Overige adviezen

3.6.5.1 Obstipatie en distaal intestinaal obstructiesyndroom

Bij obstipatie en het distaal intestinaal obstructiesyndroom (DIOS) is extra aandacht voor vezelrijke voeding met ruim vocht en laxantia van belang.

3.6.5.2 Diabetes mellitus

In de dieetbehandeling van patiënten met CF en diabetes staan de richtlijnen voor de voeding bij CF op de voorgrond. De insuline wordt afgestemd op het eetpatroon van de patiënt. Uitleg over koolhydraten, in welke voedingsmiddelen koolhydraten voorkomen en hoe ze over de dag verdeeld moeten worden, is hierbij van belang. Een beperking van koolhydraten is over het algemeen niet nodig. Grote hoeveelheden mono- en disachariden in één keer (bijv. vruchtensappen, limonade, frisdranken, grote hoeveelheden snoep) moeten echter worden vermeden.

3.7 Multidisciplinaire behandeling en de rol van de diëtist

3.7.1 Multidisciplinaire behandeling

Door de grote diversiteit van klinische symptomatologie van CF en het feit dat er veel orgaansystemen betrokken zijn bij het ziektebeeld, is het van groot belang dat alle patiënten met CF minstens eenmaal per jaar in een CF-centrum worden gezien. In deze centra is een multidisciplinaire aanpak mogelijk waar een (kinder)longarts, (kinder)gastro-enteroloog, (kinder)fysiotherapeut, (kinder)diëtist, maatschappelijk werker en gespecialiseerd verpleegkundige aan deelnemen. Ook andere specialisten zijn hier gemakkelijk te consulteren. In een CF-centrum zal voor kinderen de kinderlongarts de coördinator van de behandeling zijn, voor volwassenen zal deze taak bij de longarts liggen.

3.7.2 De rol van de diëtist

Optimale aandacht voor de voeding in combinatie met andere therapeutische maatregelen draagt sterk bij aan de condities die leiden tot een betere kwaliteit van leven en een langere levensverwachting. De diëtist is lid van het CF-team dat rondom de patiënt staat en hem en zijn ouders met raad en daad bijstaat bij vragen over behandeling, activiteiten, eetgewoontes, schoolontwikkeling en alles wat in een leven met een aangeboren chronische ziekte aan de orde komt. Hierin heeft de diëtist een duidelijke stem, niet alleen vakinhoudelijk, maar ook als teamlid.

Kort samengevat houdt de diëtist zich vooral bezig met de volgende aspecten van de behandeling van cystic fibrosis:

1. bepalen voedingstoestand;
2. mede vaststellen van voedingsbeleid;
3. adviseren ten aanzien van voedingsstoffen;
4. bevorderen van evenwichtig gebruik van basisvoedingsmiddelen;
5. bevorderen van leeftijdsadequaat eetgedrag;
6. relatie tussen voedingspatroon en suppletie van pancreasenzymen.

3.8   Conclusie voor de praktijk

Cystic fibrosis is een erfelijke autosomaal recessieve stofwisselingsstoornis. Via DNA-diagnostiek is voorlichting hierover in families mogelijk geworden. Het niet goed functioneren van chloridekanalen in de celmembraan is de oorzaak van de klinische verschijnselen. De diagnose komt bij de meeste patiënten via hielprik-screening aan het licht. De behandeling is symptomatisch en gericht op het na-streven van een optimale voedingstoestand in combinatie met het bestrijden en voorkómen van luchtweginfecties en longbeschadiging. Multidisciplinaire aanpak en begeleiding in een CF-centrum heeft de levensverwachting, hoewel nog altijd beperkt, doen toenemen en ook de kwaliteit van leven verbeterd. De diëtist is lid van het CF-team en houdt zich specifiek bezig met alle aspecten van de dieetsamen-stelling, de energie-inneming, de pancreasenzymsubstitutie en het voedingspatroon in relatie tot het leeftijdsadequaat eetgedrag van het kind, opdat de voedingstoe-stand optimaal blijft.

Referenties

Borowitz D. The interrelationship of nutrition and pulmonary function in patients with cystic fi-brosis. *Curr Opin Pulm Med* 1996;2:457–61.
Borowitz D, Baker RD, Stallings V. Consensus report on nutrition for pediatric patients with cystic fibrosis. *JPEN* 2002; 35: 246–259.
Castellani C, Cuppens H, Macek M Jr., e.a. Consensus on the use and interpretation of cystic fibro-sis mutation analysis in clinical practice. *J Cyst Fibros* 2008; 7: 179–196.
Colombo C, Battezzati PM, Crosignani A, e.a. Liver disease in cystic fibrosis: A prospective study on incidence, risk factors, and outcome. *Hepatology* 2002; 36: 1374–1382.
Da Rocha EE, Alves VG, Silva MH, Chiesa CA, Da Fonseca RB. Can measured resting energy expenditure be estimated by formulae in daily clinical nutrition practice? *Curr Opin Clin Nutr Metab Care* 2005; 8: 319–328.

Doef HP van der, Kokke FT, Beek FJ, Woestenenk JW, Froeling SP, Houwen RH. Constipation in pediatric cystic fibrosis patients: an underestimated medical condition. *J Cyst Fibros* 2010; 9: 59–63.

Doring G, Flume P, Heijerman H, Elborn JS. Treatment of lung infection in patients with cystic fibrosis: current and future strategies. *J Cyst Fibros* 2012; 11: 461–479.

Dupuis A, Keenan K, Ooi CY, e.a. Prevalence of meconium ileus marks the severity of mutations of the Cystic Fibrosis Transmembrane Conductance Regulator (CFTR) gene. *Genet Med* 2015. http://www.nature.com/gim/journal/vaop/ncurrent/full/gim201579a.html

Engelen MP, Com G, Wolfe RR, Deutz NE. Dietary essential amino acids are highly anabolic in pediatric patients with cystic fibrosis. *J Cyst Fibros* 2013; 12: 445–453.

Engelen MP, Schroder R, Hoorn K van der, Deutz NE, Com G. Use of body mass index percentile to identify fat-free mass depletion in children with cystic fibrosis. *Clin Nutr* 2012; 31: 927–933.

FitzSimmons SC, Burkhart GA, Borowitz D, e.a. High-dose pancreatic-enzyme supplements and fibrosing colonopathy in children with cystic fibrosis. *N Engl J Med* 1997; 336:1283–1289.

Gezondheidsraad. *Voedingsnormen: energie, eiwitten, vetten en verteerbare koolhydraten.* Publicatienr. 2001/19, 103-107. Den Haag: Gezondheidsraad, 2001. Ref Type: Report.

Gezondheidsraad. *Richtlijn voor de vezelconsumptie.* Publicatienr. 2006/03. Den Haag: Gezondheidsraad, 2006. Ref Type: Report.

Hanna RM, Weiner DJ. Overweight and obesity in patients with cystic fibrosis: A center-based analysis. *Pediatr Pulmonol* 2015; 50(1): 35–41.

Hertz MI, Boucek MM, Deng MC, e.a. Scientific Registry of the International Society for Heart and Lung Transplantation: introduction to the 2005 annual reports. *J Heart Lung Transplant* 2005;24:939–44.

Johnson C, Butler SM, Konstan MW, Morgan W, Wohl ME. Factors influencing outcomes in cystic fibrosis: a center-based analysis. *Chest* 2003; 123: 20–27.

Kelly A, Moran A. Update on cystic fibrosis-related diabetes. *J Cyst Fibros* 2013; 12: 318–331.

Klijn PH, Stel HF van, Quittner AL, e.a. Validation of the Dutch cystic fibrosis questionnaire (CFQ) in adolescents and adults. *J Cyst Fibros* 2004;3:29–36.

Littlewood JM, Wolfe SP, Conway SP. Diagnosis and treatment of intestinal malabsorption in cystic fibrosis. *Pediatr Pulmonol* 2006; 41: 35–49.

Moran A, Brunzell C, Cohen RC, e.a. Clinical care guidelines for cystic fibrosis-related diabetes: a position statement of the American Diabetes Association and a clinical practice guideline of the Cystic Fibrosis Foundation, endorsed by the Pediatric Endocrine Society. *Diabetes Care* 2010; 33: 2697–2708.

Moudiou T, Galli-Tsinopoulou A, Vamvakoudis E, Nousia-Arvanitakis S. Resting energy expenditure in cystic fibrosis as an indicator of disease severity. *J Cyst Fibros* 2007; 6: 131–136.

Murphy MD, Ireton-Jones CS, Hilman BC, Gorman MA, Liepa GU. Resting energy expenditures measured by indirect calorimetry are higher in preadolescent children with cystic fibrosis than expenditures calculated from prediction equations. *J Am Diet Assoc* 1995; 95: 30–33.

Schofield WN. Predicting basal metabolic rate, new standards and review of previous work. *Hum Nutr Clin Nutr* 1985; 39(Suppl 1): 5–41.

Sheikh S, Zemel BS, Stallings VA, Rubenstein RC, Kelly A. Body composition and pulmonary function in cystic fibrosis. *Front Pediatr* 2014; 2: 33.

Sinaasappel M, Stern M, Littlewood J, e.a. Nutrition in patients with cystic fibrosis: a European Consensus. *J Cyst Fibros* 2002; 1: 51–75.

Slieker MG, Uiterwaal CS, Sinaasappel M, Heijerman HG, Laag J van der, Ent CK van der. Birth prevalence and survival in cystic fibrosis: a national cohort study in the Netherlands. *Chest* 2005; 128: 2309–2315.

Stephenson AL, Mannik LA, Walsh S, e.a. Longitudinal trends in nutritional status and the relation between lung function and BMI in cystic fibrosis: a population-based cohort study. *Am J Clin Nutr* 2013; 97: 872–877.

Stephenson AL, Tom M, Berthiaume Y, e.a. A contemporary survival analysis of individuals with cystic fibrosis: a cohort study. *Eur Respir J* 2015; 45: 670–679.

Szyndler JE, Towns SJ, Asperen PP van, McKay KO. Psychological and family functioning and quality of life in adolescents with cystic fibrosis. *J Cyst Fibros* 2005; 4: 135–144.

Woestenenk JW, Castelijns SJ, Ent CK van der, Houwen RH. Dietary intake in children and adolescents with cystic fibrosis. *Clin Nutr* 2014; 33: 528–532.

Woestenenk JW, Ent CK van der, Houwen RH. Pancreatic Enzyme Replacement Therapy and Coefficient of Fat Absorption in Children and Adolescents with Cystic Fibrosis. *JPEN* 2015a; 61: 355–360.

Woestenenk JW, Broos N, Stellato RK, Arets HG, Ent CK van der, Houwen RH. Vitamin E intake, alpha-tocopherol levels and pulmonary function in children and adolescents with cystic fibrosis. *Br J Nutr* 2015b; 113: 1096–1101.

Woestenenk JW, Broos N, Stellato RK, Arets HG, Ent CK van der, Houwen RH. Vitamin A intake and serum retinol levels in children and adolescents with cystic fibrosis. *Clin Nutr* 2015c. http://dx.doi.org/10.1016/j.clnu.2015.04.010

Hoofdstuk 4
Obesitas bij volwassenen

April 2016

R. van Berkel

Dit hoofdstuk is gebaseerd op het hoofdstuk 'Obesitas bij volwassenen' (mei 2009), door prof. dr. H. Pijl

Samenvatting
Obesitas is een veelvoorkomende risicofactor voor een aantal ziekten. Een Body Mass Index van 30 kg/m² of meer wordt geassocieerd met het optreden van hart- en vaatziekten, diabetes mellitus, verschillende vormen van maligniteit en een aantal andere aandoeningen. Gewichtsverlies verbetert het risicoprofiel. Behalve de totale hoeveelheid vet die in het lichaam aanwezig is, is ook de vetverdeling van belang voor de geassocieerde risico's. Vooral overmatige vetopslag in de abdominale compartimenten is slecht voor de gezondheid. Een middelomtrek van meer dan 88 cm bij vrouwen en meer dan 102 cm bij mannen is sterk geassocieerd met ziekte. Obesitas is een multifactorieel bepaalde aandoening. Genetische aanleg, voedingscondities in de baarmoeder en direct na de geboorte, en omgevingsfactoren spelen een pathogenetische rol. Verandering van eetgedrag en lichamelijke activiteit vormen de hoekstenen van de behandeling. De verandering van eetgedrag kan gedragstherapeutisch, medicamenteus of chirurgisch worden ondersteund.

4.1 Inleiding

De continue beschikbaarheid van grondstoffen voor het genereren van energie is van levensbelang voor elk organisme. Opslag van grondstof in de vorm van triglyceriden in vetweefsel vindt plaats wanneer er meer wordt opgenomen dan verbruikt. De mogelijkheid tot opslag van grondstof heeft in de evolutionaire geschiedenis van diersoorten een evidente biologische functie: in tijden van overvloed wordt de energievoorraad opgebouwd die in tijden van voedselschaarste kan worden gebruikt om te overleven. Tegenwoordig is er in 'ontwikkelde' landen altijd overvloed. Bovendien hoeven we vrijwel geen fysieke inspanning meer te leveren om aan ons voedsel te komen. In termen van energie is het moderne leven gekenmerkt door overmatige

R. van Berkel (✉)
diëtist, Groningen, The Netherlands

voedselinneming en inactiviteit. Dat leidt tot overmatige stapeling van vet bij hen
die daar genetisch gevoelig voor zijn. In de afgelopen decennia is het aantal mensen
met vetzucht (obesitas) aanzienlijk gestegen.

Vetweefsel is metabool uiterst actief. Het produceert een groot aantal hormonen
en cytokinen die op den duur niet goed zijn voor de gezondheid. In het algemeen
produceert de vetcel stoffen (bijv. vrije vetzuren) die ongunstig zijn voor de gezondheid. Op dit moment is obesitas, als risicofactor voor onder meer diabetes mellitus type 2, hart- en vaatziekten, verschillende vormen van kanker en vroegtijdig
overlijden, een van de belangrijkste problemen voor de volksgezondheid (Ng e.a.,
2014; Forouzanfar e.a., 2015). Dit hoofdstuk beschrijft de definitie, pathogenese,
enige epidemiologische gegevens en de gevolgen van obesitas voor de gezondheid
in grote lijnen.

4.2 Ziektebeeld

4.2.1 Definitie

Ieder mens heeft de capaciteit om een surplus aan energie als triglyceriden op te
slaan in adipocyten. Deze opslag voorkomt dat triglyceriden zich stapelen in belangrijke organen en de functie ervan aantasten. Bij chronische overconsumptie
neemt de hoeveelheid lichaamsvet toe, wat leidt tot het disfunctioneren van het
vetweefsel en de aan obesitas gerelateerde gezondheidsproblemen (Blüher, 2009).

De obese patiënt heeft 'te veel' vet in het lichaam. Wat is nu 'te veel'? Om de
hoeveelheid lichaamsvet te bepalen zijn verschillende indirecte technieken ontwikkeld, die uiterst nauwkeurig zijn maar ongeschikt voor dagelijks klinisch gebruik,
zoals onderwaterweging, verschillende verdunningsmethoden en röntgentechnie-
ken zoals computertomografie (CT) en kernspinresonantie (magnetic resonance
imaging = MRI). In de praktijk worden andere maten gebruikt. De Body Mass Index (BMI) wordt bepaald door het lichaamsgewicht (kg) te delen door de gekwa-
drateerde lengte (m^2). Deze gewichtsmaat is eenvoudig te berekenen en correleert
bovendien redelijk goed met de hoeveelheid in het lichaam aanwezige vetweefsel,
maar is wel afhankelijk van leeftijd en etnische herkomst. Bij eenzelfde BMI zien
we bijvoorbeeld dat het percentage lichaamsvet groter is bij Aziaten dan bij Euro-
peanen, wat ook leidt tot een verhoogd morbiditeits- en mortaliteitsrisico (WHO,

Tabel 4.1 Classificaties van obesitas (kg/m^2).

Classificatie	WHO-afkap-punten	Aanbevelingen afkap-punten voor Aziaten
normaal gewicht	18,5–24,9	18,5–22,9
overgewicht	25,0–29,9	23–27,4
obesitas graad I	30,0–34,9	≥27,5
obesitas graad II	35,0–39,0	
obesitas graad III	≥40	

Bron: WHO, 2004

2004). Een normale BMI ligt internationaal tussen de 18,5 en 24,9 kg/m². Voor Aziaten zijn er aanbevelingen om afkapwaarden naar beneden toe aan te passen (Tab. 4.1). De kans op ziekte stijgt exponentieel met het stijgen van de BMI. Wanneer de BMI hoger is dan 30 kg/m² - we spreken dan van obesitas - is het risico voor de gezondheid significant hoger dan wanneer de BMI normaal is.

Het risico voor de gezondheid wordt niet alleen bepaald door de totale hoeveelheid vet in het lichaam, maar ook door de verdeling van de overtollige vetmassa over verschillende compartimenten. Er zijn vier belangrijke depots voor de opslag van vet:

- onder de buikhuid (abdominaal subcutaan);
- tussen de buikorganen (visceraal);
- onder de huid op de billen (gluteaal);
- onder de huid op de bovenbenen (femoraal).

Abdominaal vetweefsel (zowel subcutaan als visceraal) is metabool veel actiever dan gluteaal of femoraal vetweefsel. Bovendien draineert de bloedafvoer van visceraal abdominaal vet, in tegenstelling tot die van andere depots, direct op de lever. Abdominaal vet is mogelijk daarom veel duidelijker met ziekte geassocieerd dan vet in andere depots.

4.2.1.1   Bruin vet

Een bijzondere vorm van lichaamsvet is het bruine vet. Een bruine vetcel heeft in tegenstelling tot de reguliere witte vetcel, meerdere vetdruppels in de vacuole en bevat grote hoeveelheden mitochondriën die de kleur bepalen. Bruin vet dient niet voor de opslag van energie. Het verbrandt juist vetzuren en glucose waarbij warmte ontstaat. Bij zoogdieren die een winterslaap houden, maar ook bij pasgeboren baby's is het een belangrijk mechanisme om afkoeling te voorkomen.

Voorheen werd gedacht dat volwassenen geen bruin vet meer hebben. Dat blijkt niet zo te zijn (Van Marken Lichtenbelt e.a., 2009). Ook volwassenen hebben relatief kleine hoeveelheden bruin vet (50–100 gram), die gelokaliseerd zijn in de hals, bij de sleutelbeenderen en langs grote bloedvaten. Als de kerntemperatuur van het lichaam dreigt te dalen, sturen de hersenen via het sympathisch zenuwstelsel signalen naar de bruine vetcel om warmte te produceren. Deze activiteit kan zichtbaar worden gemaakt met een speciale soort PET-CT-scan en is het grootst bij een temperatuur waarbij het lichaam nog niet hoeft te rillen om op te warmen ('nonshivering thermogenesis', ca. 16–18°C).

Het volume en de activiteit van bruin vet zijn omgekeerd evenredig met de BMI en het vetpercentage (figuur 4.1). Nederlandse onderzoekers hebben laten zien dat mensen met morbide obesitas bruin vet terugkregen, één jaar nadat ze waren afgevallen met behulp van een maagband (Vijgen e.a., 2012). Tevens laten studies zien dat door koudebehandelingen gedurende enkele dagen (2–6 uur/dag) het energieverbruik significant toeneemt door de activering van bruin vet. Het activeren en/of het laten toenemen van de hoeveelheid bruin vet zijn nieuwe strategieën voor de behandeling van obesitas.

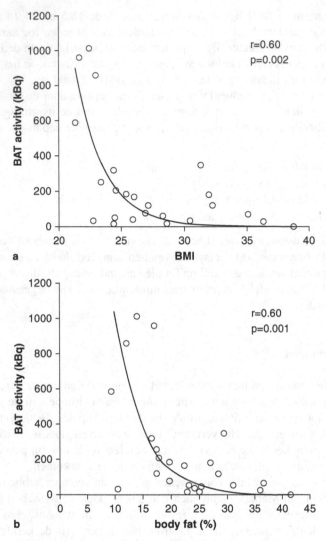

Figuur 4.1 Activiteit van bruin vetweefsel in relatie tot de BMI (**a**) en het vetpercentage (**b**) (Van Marken Lichtenbelt e.a., 2009).

4.2.1.2 Meting middelomtrek

De meest gebruikte (klinische en epidemiologische) maat voor vetverdeling is de middelomtrek. De middelomtrek weerspiegelt de hoeveelheid vet die zich in de buikholte bevindt. De middelomtrek kan uitstekend klinisch gebruikt worden voor de inschatting van het risico op ziekte. Volgens criteria van de WHO wordt de middelomtrek gemeten midden tussen de onderkant van de onderste rib en de spina iliaca anterior superior (buitenste uitsteeksel van het bekken) in staande houding.

Tabel 4.2 Aanbevolen afkapwaarden voor abdominale obesitas.

Population	Organization	Male, cm	Female, cm
Europid	IDF*	≥94	≥80
Caucasian	WHO*	≥94 (increased risk) ≥102 (higher risk)	≥80 (increased risk) ≥88 (higher risk)
United States	AHA*/NHLBI* (ATP III)	≥102	≥88
Canada	Health Canada	≥102	≥88
European	European Cardiovascular Societies	≥102	≥88
Asian	IDF/WHO	≥90	≥80
Korean	KSSO*	≥90	≥85
Japanese	Japanese Obesity Society	≥85	≥90
China	Cooperative Task Force	≥85	≥80
Middle East, Mediterranean, Sub-Saharan Africa	IDF	≥94	≥80
Ethnic Central and South American	IDF	≥90	≥80

* IDF=International Diabetes Federation; WHO=World Health Organization (Wereldgezondheidsorganisatie); AHA=American Heart Association; NHLBI=National Heart, Lung, and Blood Institute; ATP III=Adult Treatment Panel III; KSSO=Korean Society for the Study of Obesity

Bij toenemende omvang neemt het risico op ziekte toe. Volgens de meest gebruikte richtlijn - van het National Institute of Health, National Cholesterol Education Program (NCEP), Adult Treatment Panel (ATP) III - is het risico op ziekte significant verhoogd bij een omtrek van meer dan 88 cm bij vrouwen en meer dan 102 cm bij mannen (Grundy e.a., 2005). Gebleken is dat de risico's evident afhankelijk zijn van ras: Aziatische mensen bijvoorbeeld hebben al bij veel lagere middelomtrek een verhoogd risico op ziekte. Er zijn daarom verschillende afkappunten in omloop, afhankelijk van de populatie (Tab. 4.2). Voor Aziaten worden bijvoorbeeld afkappunten geadviseerd van 80–90 cm en 85–90 cm voor respectievelijk vrouwen en mannen (Yoon & Oh, 2014).

Medisch beschouwd zijn mensen met een BMI van 30 kg/m² of meer en/of mensen met een te grote middelomtrek dus obees. Patiënten vinden zichzelf echter meestal te dik op esthetische gronden. Dit laatste leidt regelmatig tot ernstige psychosociale problemen. Hoewel psychosociale aspecten zeker niet onbelangrijk zijn, blijft dit hoofdstuk grotendeels beperkt tot de medische definitie en de fysieke consequenties van obesitas.

4.2.2 Regulatie van de energiebalans

De hersenen spelen een belangrijke rol in een terugkoppelingssysteem dat voedselinneming, energievoorraad en energieverbruik op elkaar afstemt. Dit systeem bestaat uit een scala aan hormonale en metabole signalen die de hersenen informeren over de energiestatus van het lichaam. In de hersenen worden deze signalen geïntegreerd. Vervolgens worden voedselinneming en energieverbruik door de hersenen zo aangepast dat de energiebalans in evenwicht blijft. Omdat inzicht in deze mechanismen onmisbaar is voor een beter begrip van de pathogenese van obesitas, wordt een aantal belangrijke aspecten van het systeem hier in het kort besproken.

4.2.2.1 Leptine

Vanuit vetweefsel gaan signalen over de omvang van de vetvoorraad naar de hersenen. Het hormoon leptine is een voorbeeld van een dergelijk signaal. Leptine wordt voornamelijk door vetcellen geproduceerd in een hoeveelheid die in directe relatie staat tot de omvang van de vetmassa. Wanneer de vetmassa groeit, neemt de leptineproductie toe. Via de bloedbaan komt leptine in de hersenen.

In de hypothalamus, een gedeelte van de hersenen dat een belangrijke rol speelt in de regulatie van de energiebalans, geeft leptine een signaal dat verschillende effecten heeft op de voedselinneming en het energieverbruik. Als gevolg van dit leptinesignaal neemt de behoefte aan voedsel af en neemt het energieverbruik toe. Op die manier probeert het lichaam bij een groeiende vetmassa de energiebalans op langere termijn in evenwicht te brengen.

Veel hoop was dan ook gevestigd om leptine als medicijn op de markt te brengen met als indicatie obesitas. Een probleem is echter dat bij mensen met obesitas het signaal van leptine de hersenen niet bereikt; bij hen is sprake van leptineresistentie. Ondanks een verhoogde leptinespiegel in het bloed blijft de behoefte aan voedsel dus bestaan. Een tekort aan leptine is (meestal) niet het probleem, waardoor extra leptine geven ook niet de oplossing is gebleken (Vatier e.a., 2012). Alleen bij een klein aantal mensen die door erfelijke factoren onvoldoende leptine aanmaken, kunnen injecties met leptine zinvol zijn.

4.2.2.2 Grehline

Het peptidehormoon grehline, afgescheiden door de maagwand, werkt tegengesteld aan het eetlustremmende hormoon leptine (Castañeda e.a., 2010). Grehline stimuleert de eetlust en de afgifte van groeihormoon. De productie ervan is het hoogst in nuchtere toestand voor een maaltijd en neemt af na voedselinname. Het is het enige bekende hormoon dat de voedselinname stimuleert. Slaaptekort is geassocieerd met een verhoogde afgifte van grehline en gewichtstoename.

4.2.2.3 Andere signaalstoffen

Naast leptine en grehline is er een scala aan signalen, direct of indirect samenhangend met de omvang van de vetmassa, die de hersenen informeren over de aanwezige energievoorraad (Morton e.a., 2006).

De hersenen worden niet alleen geïnformeerd over de hoeveelheid energie die is opgeslagen, ook zojuist ingenomen voedsel heeft effecten op de hersenen die het energetisch evenwicht op kortere termijn reguleren. De inneming van voedsel leidt tot de productie van een aantal hormonen in de tractus digestivus. Glucagon-like peptide 1 (GLP-1), peptide YY (PYY), cholecystokinine (CCK) en insuline zijn daar voorbeelden van. Al deze peptiden geven signalen af aan de hypothalamus die de voedselinneming remmen en vaak tegelijkertijd het (basale) energieverbruik stimuleren (Badman & Flier, 2005).

De hypothalamus reguleert de voedselinneming en het energieverbruik met behulp van een aantal zogeheten neurotransmitters, stoffen die de signaaloverdracht tussen zenuwcellen verzorgen. Neuropeptide Y (NPY) en pro-opiomelanocortine (POMC) lijken hierbij een zeer belangrijke rol te spelen. Leptine, maar ook insuline, GLP-1 en PYY remmen de productie van NPY en stimuleren de productie van POMC in de hypothalamus. NPY is de sterkste stimulator van de voedselinneming die op dit moment bekend is. POMC remt de eetlust. Na het eten en wanneer de vetvoorraad groot is, remmen leptine, insuline, GLP-1 en PYY dus NPY, en stimuleren ze POMC (Morton e.a., 2006). Dat remt de voedselinneming zeer krachtig. Tegelijkertijd activeren deze neuronale veranderingen het sympathisch zenuwstelsel en een aantal hormonen die het basale energieverbruik stimuleren.

4.2.2.4   Energieverbruik

De energie die een mens dagelijks verbruikt, wordt slechts voor 15 tot 35 procent besteed aan lichaamsbeweging, 60 tot 75 procent is nodig voor het basale metabolisme (BMR) en 5–10 procent wordt gebruikt voor de dieetgeïnduceerde thermogenese (DIT) (Drenowatz, 2012). Met name eiwitten beïnvloeden de DIT. Het energieverbruik door lichamelijke inspanning is uiteraard zeer variabel. Topsporters kunnen tot zeker 50 procent van hun dagelijkse energieverbruik besteden aan beweging. De BMR is nodig voor 'interne arbeid', zoals hartslag en ademhaling, maar ook voor diverse biochemische processen die voortdurend in gang zijn, ook tijdens de slaap.

De DIT heeft een obligate en een facultatieve component. De obligate component is noodzakelijk voor de opname en opslag van het geconsumeerde voedsel. De facultatieve component is het gevolg van stimulatie van het sympathische zenuwstelsel door de inneming van voedsel. Het sympathische zenuwstelsel verhoogt het gebruik van energie onder andere door activering van zogeheten 'futile cycli'. Dit zijn stofwisselingsprocessen die geen nieuw eindproduct leveren, maar slechts energie kosten. Deze cycli spelen een belangrijke rol in de regulatie van het lichaamsgewicht.

Vanuit de hypothalamus kunnen de BMR en de facultatieve component van de DIT worden gestuurd. Dit gebeurt via activering of remming van het autonome zenuwstelsel of via door de hypofyse geproduceerde hormonen. Op die manier is de hypothalamus dus in staat het energieverbruik aan te passen aan de behoefte van het lichaam.

Hormonale en metabole signalen die samenhangen met de energiestatus van het lichaam worden in de hypothalamus geïntegreerd. Verschillende neurotransmitter-systemen reguleren vervolgens energieopname en -verbruik zodanig dat ze worden aangepast aan de aanwezige energievoorraad. Toch kan er een (te) grote vetvoorraad ontstaan.

4.2.3   Pathogenese van obesitas

4.2.3.1   Evolutie

Er zijn aanwijzingen dat het systeem, dat zojuist werd beschreven, de vetvoorraad en het lichaamsgewicht binnen nauwe grenzen reguleerde (zoals dat ook gebeurt voor glucose en kalium). Dat was waarschijnlijk erg belangrijk; de vetvoorraad mocht niet onder een bepaalde grens zakken. Te veel vet was nadelig, want dat maakte het lastiger om aan roofdieren te ontkomen. In de loop van de evolutie ontwikkelde de mens echter sociale en technische hulpmiddelen om zichzelf tegen roofdieren te beschermen. Vanaf dat moment was het minder nodig de bovengrens van het gewicht te bewaken (Speakman, 2007). Sterker nog, het was voordelig om in tijden van voedseloverschot zo veel mogelijk op te slaan voor tijden van schaarste.

Terwijl het biologisch mechanisme dat tegen gewichtsverlies beschermt dus onverminderd van kracht bleef, werd de bovengrens van het gewicht door de evolutie verruimd. Mensen met genen die coderen voor stoffen die de opslag van vet stimuleren in tijden van overvloed (zomer), hadden evident voordeel in tijden van schaarste (winter) en werden dus door de evolutie geselecteerd (natuurlijke selectie). Tegenwoordig heeft de mens nauwelijks profijt en ondervindt eerder nadeel van de mechanismen die tegen gewichtsverlies beschermen. De obesogene omgeving is immers een invloedrijke speler die overconsumptie en gewichtstoename stimuleert. De mens kan mechanismen die daartegen beschermen goed gebruiken.

4.2.3.2   Erfelijke aanleg

Algemeen wordt aangenomen dat maar liefst 30 tot 70 procent van het lichaamsgewicht bepaald wordt door de genen (Berg e.a., 2007). Zo is al lang bekend dat de BMR onder sterke genetische controle staat. Mensen met een lage BMR kunnen relatief veel energie opslaan en hebben een grote kans om zwaar te worden (Ravussin e.a., 1988). Ook is duidelijk dat mensen met overgewicht minder bewegen dan mensen met een normaal gewicht, en dat dat zo blijft na substantieel gewichtsverlies (Levine e.a., 2005). Er zijn sterke aanwijzingen dat de mate van willekeurige beweging, maar ook die van onwillekeurige, onder genetische controle staat. Hoe minder iemand beweegt, des te groter is de kans dat die persoon dik wordt.

Tot slot wordt steeds meer bekend over de genetische controle van de voedselinneming (Rankinen & Bouchard, 2006a). Welke genen daar precies verantwoordelijk voor zijn, is grotendeels onbekend, maar dat ze een rol spelen blijkt duidelijk uit tweelingstudies (kader 1).

Kader 1 Tweelingstudies

In een inmiddels klassiek experiment werden twaalf jongvolwassen mannelijke eeneiige tweelingen zes dagen per week gedurende honderd dagen overvoed met 1.000 kcal/dag (Bouchard e.a., 1990). De gemiddelde gewichtstoename was 8,1 kg. Tussen de tweelingparen varieerde de gewichtstoename echter sterk (4,3–13,3 kg), terwijl tussen de tweelingparen onderling een opmerkelijke overeenkomst was.

In een ander experiment is er gekeken naar het gewichtsverloop van eeneiige tweelingen die samen in één gezin opgroeiden in vergelijking met eeneiige tweelingen die gescheiden van elkaar in verschillende gezinnen opgroeiden (Stunkard e.a., 1990). Op volwassen leeftijd waren de verschillen in BMI binnen tweelingparen die samen opgroeiden even groot als binnen tweelingparen die gescheiden van elkaar opgroeiden.

Deze experimenten suggereren sterk de aanwezigheid van een genetische component.

Het FTO-gen is één van de bekendste obesitas-genen. Ongeveer 16 procent van de volwassenen is homozygoot van dat gen en heeft een 1,67 maal verhoogd risico op obesitas vergeleken met mensen bij wie dat gen ontbreekt (Frayling e.a., 2007). Er zijn ook varianten van het pro-opiomelanocortine-gen (POMC-gen) beschreven die zeer sterk predisponeren voor obesitas op de kinderleeftijd (Mencarelli e.a., 2012). Kinderen met een dergelijke variant eten onwaarschijnlijk veel en verbruiken weinig energie. Slechts 5 procent van de kinderen die op 5-jarige leeftijd al ernstig obees zijn, is echter drager van een dergelijke variant. Daarentegen lijken andere varianten van het POMC-gen te beschermen tegen overgewicht.

In andere voor de hand liggende genen, zoals NPY en leptine, zijn vooralsnog vrijwel geen mutaties gevonden. Er zijn echter wel verschillende andere genen gevonden waarvan bepaalde varianten heel zwak met obesitas op oudere leeftijd geassocieerd zijn (Rankinen e.a., 2006b). Deze monogenetische aandoeningen zijn echter zeldzaam. Meestal zijn er in één persoon meerdere genen bij betrokken (polygenetisch), die gezamelijk kunnen predisponeren voor (forse) gewichtstoename.

▶ Obesitas is dus een aandoening die in de meeste patiënten door meer dan één gen wordt gestuurd. Vroeger brachten dergelijke genen een overlevingsvoordeel, maar door de obesogene omgeving van tegenwoordig keren de genen zich tegen de mens.

4.2.3.3   Voedingstoestand moeder

De laatste jaren is steeds duidelijker geworden dat de voedingstoestand van de moeder van grote invloed is op de ontwikkeling van de foetus en ziekte van het kind op latere leeftijd. Er zijn veel epidemiologische en experimentele aanwijzingen dat foetale ondervoeding predisponeert voor obesitas en metabool syndroom op latere leeftijd. Maar ook overvoeding van de moeder en van het pasgeboren kind lijkt geassocieerd te zijn met metabole ziekte op latere leeftijd (Frontera e.a., 2008). De (patho)fysiologische mechanismen die ten grondslag liggen aan de relatie tussen de voedingstoestand van moeder, foetus en baby enerzijds en metabole ziekte op latere leeftijd anderzijds, zijn grotendeels onbekend. De feiten suggereren echter dat de voeding van de moeder tijdens de zwangerschap en die van de pasgeborene in de eerste tijd na de bevalling, belangrijk is voor de gezondheid van het kind op latere leeftijd.

4.2.3.4   Leefomgeving

Dit alles laat onverlet dat onze leefomgeving de belangrijkste oorzaak is van obesitas. Dat spreekt met name uit het gegeven dat het aantal mensen met obesitas de laatste vijftig jaar explosief is gestegen. De beschikbaarheid van voedsel is enorm toegenomen, terwijl fysieke inspanning vrijwel nergens meer voor nodig is. Er is een obesogene leefomgeving ontstaan. De menselijke genen veranderen echter niet zo snel. Deze combinatie, in samenhang met de voedingscondities tijdens zwangerschap en na de geboorte, leidt bij een substantieel deel van de westerse bevolking tot obesitas.

4.2.3.5   Comorbiditeit

Obesitas kan ook een gevolg zijn van de ziekte van Cushing of optreden in het kader van een aantal zeldzame genetische aandoeningen, zoals het syndroom van Froelich, het Lawrence-Moon-Biedel-syndroom en Prader-Willi-syndroom. Ook een afgenomen schildklierfunctie kan, in zeldzame gevallen, een onderliggende oorzaak zijn. Het gebruik van sommige medicamenten, waaronder antidepressiva, antipsychotica, enkele anti-epileptica en corticosteroïden, kan ook aanleiding zijn tot obesitas. In die gevallen is er sprake van 'secundaire' obesitas. Bij meer dan 95 procent van de patiënten is echter geen ziekte als basis aanwezig.

4.2.4   Epidemiologie

Zowel bij vrouwen als bij mannen neemt de gemiddelde BMI en de prevalentie van obesitas toe met de leeftijd. In 2012 had in Nederland bijna 15 procent van

Tabel 4.3 Percentage volwassenen van 30–70 jaar met overgewicht en obesitas in 2012 en 2009/2010.

Mate van overgewicht	Gezondheidsmonitor		'Nederland de Maat genomen'	
	Mannen	Vrouwen	Mannen	Vrouwen
Overgewicht (BMI≥25 kg/m²)	58	46	60	44
Matig overgewicht (BMI 25,0–29,99 kg/m²)	45	31	47	30
Obesitas (BMI≥30) kg/m²	13	15	13	14
Abdominale obesitas (middelomtrek>102 cm (man) of>88 cm (vrouw)			27	39

Gebaseerd op: Gezondheidsmonitor GGD'en, CBS en RIVM, 2012; Blokstra e.a., 2011

percentage

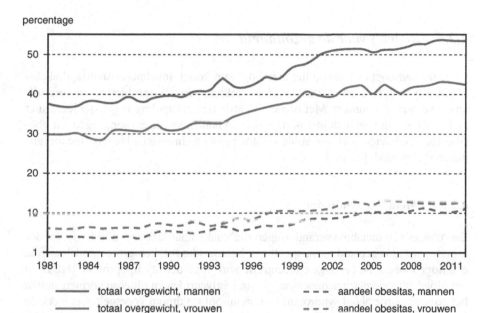

—— totaal overgewicht, mannen   - - - aandeel obesitas, mannen

—— totaal overgewicht, vrouwen   - - - aandeel obesitas, vrouwen

Figuur 4.2 Percentage mensen (20 jaar en ouder) met ernstig overgewicht of obesitas (zelfgerapporteerde BMI van 30 of meer) in de periode 1981–2012, gestandaardiseerd naar leeftijds- en geslachtverdeling in 1981. (Bron: Nationaal Kompas Volksgezondheid).

de vrouwen en 13 procent van de mannen in de leeftijd van 30 tot 70 jaar obesitas (graad I, II of III) (Tab. 4.3). In 2009–2010 had 39 procent van de vrouwen en 27 procent van de mannen in de leeftijd van 30 tot 70 jaar een te grote buikomvang (>88 cm bij vrouwen en>102 cm bij mannen) (Blokstra e.a., 2011). Tot en met 2006 steeg de prevalentie van obesitas in Nederland, zowel bij vrouwen als bij mannen. Daarna is de stijging afgevlakt (figuur 4.2).

Er is een aantal factoren dat de kans op obesitas verhoogt. Zo bestaat er een positief verband tussen het aantal zwangerschappen en de BMI van een vrouw. Na een bevalling is het lichaamsgewicht gemiddeld 0,4 tot 2,5 kg hoger dan voor de zwangerschap; 10 tot 20 procent van de vrouwen komt zelfs meer dan 5 kg aan. Een hoger gewicht voor de zwangerschap, gewichtstoename tijdens de zwangerschap en een beperkte periode waarin borstvoeding gegeven wordt zijn positief gecorreleerd met het gewicht na de bevalling. Verder zijn familiaire aanleg, sociale klasse, etnische groep en stoppen met roken belangrijke risicofactoren voor obesitas. In de lagere sociale klassen komt veel meer obesitas voor dan in de hogere. Obesitas komt meer voor bij allochtone vrouwen dan bij Nederlandse. De hogere prevalentie van obesitas bij Turkse mannen kan overigens niet (volledig) worden verklaard door sociale klasse. Rokers hebben een lagere BMI dan niet-rokers en ex-rokers een hogere. Stoppen met roken geeft een gemiddelde gewichtstoename van 4 tot 5 kg (Tian e.a., 2015).

4.2.5   Risico's voor de gezondheid

Obesitas verhoogt de kans op het metabool syndroom, insulineresistentie, diabetes mellitus type 2, hart- en vaatziekten, longziekten, gewrichtsproblemen en verschillende vormen van kanker. Met name abdominale vetstapeling is geassocieerd met ziekte. Er is nog veel onduidelijk over de mechanismen die ervoor zorgen dat obesitas tot ziekte leidt, maar metabole verstoringen en chronische laaggradige inflammatie spelen hierbij een rol.

4.2.5.1   Metabool syndroom

Een cluster van metabole veranderingen die vaak, maar lang niet altijd, met (abdominale) obesitas gepaard gaan, speelt een belangrijke rol. Een grote middelomtrek, een hoge bloeddruk, een lage concentratie van 'high density lipoprotein' (HDL) in het bloed en hoge plasmaconcentraties van triglyceriden en glucose vormen samen het zogeheten metabool syndroom. Het metabool syndroom voorspelt zeer sterk de incidentie van diabetes mellitus type 2 en hart- en vaatziekte (Mottillo e.a., 2010). Naarmate een patiënt meer componenten van het syndroom heeft, neemt de kans op ziekte toe.

Er zijn verschillende definities van het metabool syndroom in gebruik. Dat komt voornamelijk doordat steeds duidelijker wordt dat het risico op de ziekte wordt beïnvloed door ras: Aziatische mensen hebben bij een kleinere middelomtrek al veel meer risico dan Europese, terwijl negroïde mensen relatief beschermd zijn. De meest gebruikte definitie (Expert Panel on Detection, 2001) hanteert echter voor iedereen dezelfde middelomtrek (Tab. 4.4). Volgens deze definitie hebben mensen met drie of meer componenten het metabool syndroom en daarmee een sterk verhoogd risico op diabetes mellitus type 2 en hart- en vaatziekte.

De laatste jaren is echter gebleken dat het risico met elke component toeneemt (en drie dus een arbitrair afkappunt is) en dat het metabool syndroom een veel betere voorspeller is van diabetes mellitus type 2 dan van hart- en vaatziekte. Dat is niet

Tabel 4.4 Componenten van het metabool syndroom volgens de definitie van de NCEP ATP III-criteria.

Component	Grenswaarde
middelomtrek	>88 cm (vrouwen)>102 cm (mannen)
bloedsuiker	>nuchter 5,6 mmol/l of medicatie daarvoor
HDL-cholesterol	≤1,3 mmol/l (vrouwen)<1,0 mmol/l (mannen) of medicatie daarvoor
triglyceriden	≥1,7 mmol/l of medicatie daarvoor
bloeddruk	>130/>85 mmHg of medicatie daarvoor

Bron: Grundy e.a., 2005

zo verwonderlijk in het licht van het feit dat roken als buitengewoon belangrijke risicofactor voor cardiovasculaire ziekte geheel ontbreekt in de definitie.

4.2.5.2   Diabetes mellitus type 2

De kans op diabetes mellitus type 2 neemt exponentieel toe met het stijgen van de BMI. In een onderzoek bij 113.000 vrouwelijke verpleegkundigen in de Verenigde Staten werd gevonden dat de kans op diabetes type 2 bij vrouwen met een BMI>35 kg/m² zestig keer zo groot was als bij vrouwen met een BMI<22 kg/m². Bij vrouwen met een BMI tussen de 25 en 27 kg/m² was de kans op diabetes type 2 5,5 keer zo hoog. In een groot aantal andere onderzoeken werd eenzelfde relatie gevonden tussen obesitas en diabetes type 2, hoewel het relatieve risico nogal verschilt per onderzoek.

Zoals gezegd is niet alleen de BMI bepalend voor de kans op diabetes type 2, maar spelen de componenten van het metabool syndroom ook een belangrijke rol. Hoe meer componenten iemand heeft, des te groter is de kans op diabetes (Tab. 4.5) (Sattar e.a., 2003).

Een belangrijk mechanisme dat leidt tot diabetes type II en eerder optreedt bij obesitas is insulineresistentie (Kahn e.a., 2006). De lichaamscellen zijn hierbij minder gevoelig voor het hormoon insuline. In eerste instantie kan het lichaam dit compenseren door de afgifte van insuline te verhogen (hyperinsulinemie). De glucosespiegel blijft daardoor binnen de normaalwaarden. Op een gegeven moment

Tabel 4.5 Componenten van het metabool syndroom en relatief risico op hart- en vaatziekte en type 2 diabetes mellitus.

Componenten	CHZ RR (95% BI)	Diabetes RR (95% BI)
0	1	1
1	1,79 (1,11; 2,89)	2,36 (0,71; 7,93)
2	2,25 (1,40; 3,60)	4,50 (1,39; 14,6)
3	3,19 (1,98; 5,12)	7,26 (2,25; 23,4)
≥4	3,65 (2,11; 6,33)	24,4 (7,53; 79,6)

CHZ=coronaire hartziekten, RR=relatief risico, BI=betrouwbaarheidsinterval. Gebaseerd op: Sattar e.a., 2003 schiet deze compensatie tekort. Lichaamscellen kunnen steeds minder goed glucose opnemen en de lever blijft glucose aan het bloed afgeven door het ontbreken van de rem op de gluconeogenese en glycogenolyse. Dit leidt tot een stijging van de glucosespiegel en het ontstaan van prediabetes (verstoorde glucosetolerantie) en vervolgens diabetes type 2. Gewichtsverlies en lichaamsbeweging kunnen de cellen gevoeliger maken voor insuline (Mason e.a., 2011).

4.2.5.3   Chronische laaggradige inflammatie

Naast het cluster van metabole veranderingen die het metabool syndroom vormen, zijn er steeds sterkere aanwijzingen dat ook chronische laaggradige inflammatie een causale rol speelt bij de etiologie van het metabool syndroom, insulineresistentie, diabetes mellitus en andere ziekten (Calder e.a., 2011). Observaties laten zien dat bij obesitas de concentratie pro-inflammatoire markers (CRP, TNF-α, IL-6) hoger is dan bij een gezond gewicht. Met name abdominaal vetweefsel is in staat om diverse inflammatoire stoffen af te scheiden, zoals hormonen (leptine), acutefase-eiwitten en cytokines. Deze stoffen kunnen leiden tot metabole verstoringen en schade aan organen waardoor functieverlies optreedt. Bij gewichtsverlies dalen de markers voor inflammatie (Calder e.a., 2011).

4.2.5.4   Hart- en vaatziekten

De relatie tussen obesitas en hart- en vaatziekte is eveneens evident. In een onderzoek onder verpleegkundigen werd gevonden dat de kans op verkalking van de kransslagaderen bij vrouwen met een BMI>29 kg/m² 3,5 keer zo groot was als bij vrouwen met een BMI<21 kg/m². Eenzelfde relatie werd bij tal van andere onderzoeken gevonden. De kans op hart- en vaatziekte neemt ook toe bij stijging van het aantal componenten van het metabool syndroom, maar minder dan de kans op diabetes type 2. Ook de kans op cerebrovasculaire accidenten (CVA) is verhoogd bij obesitas.

4.2.5.5   Overige

Obesitas verhoogt de kans op galstenen, artrose en artritis, refluxoesofagitis en het obstructieveslaapapneusyndroom (OSAS). Algemeen wordt aangenomen dat mamma- en endometriumcarcinoom bij vrouwen en colon- en prostaatcarcinoom bij mannen meer voorkomen bij een BMI>30 kg/m². Tot slot laat een analyse van 188 landen zien dat obesitas, naast een hoge systolische bloeddruk en roken, tot de belangrijkste risicofactoren behoort van vroegtijdig overlijden (Forouzanfar e.a., 2015). Dat geldt ook voor abdominale obesitas, ongeacht de BMI die men heeft (Cerhan e.a., 2014).

4.2.5.6   Obesitasparadox

De obesitasparadox houdt in dat bij bepaalde groepen mensen met een gezond-heidsprobleem, het hebben van overgewicht/obesitas klasse I, II een gunstiger prog-nose en een lagere mortaliteit laat zien dan het hebben van een gezond gewicht. Dit is te zien bij patiënten met hartfalen, coronaire hartziekten en bij mensen die een hartinfarct of cerebrovasculair accident (beroerte) hebben doorgemaakt (Niedziela e.a., 2014; Bagheri e.a., 2015; Sharma e.a., 2015; Wang e.a., 2015;). In 1999 werd deze paradox voor het eerst waargenomen bij dialysepatiënten (Fleischmann e.a., 1999). Het hebben van overgewicht leidde bij hen tot een betere overleving in het eerste jaar. Latere studies bevestigen deze waarneming (Jialin e.a., 2012).

Er zijn verschillende verklaringen voor dit fenomeen, maar volledig opgehelderd is het nog niet. Een fysiologische verklaring is dat vetweefsel tot meer TNF-α-receptoren leidt die inflammatoire cytokinen kunnen wegvangen. Andere verkla-ringen zijn dat het gebruik van effectieve medicatie en ziektegerelateerd gewichts-verlies verstorend kunnen werken en dat de BMI een onvoldoende discriminerend vermogen heeft. Meer onderzoek is nodig om de obesitasparadox te ontrafelen.

4.2.5.7   Obesitas en de microbiota

Een pasgeboren baby heeft een steriele darminhoud. Tijdens de geboorte (via het geboortekanaal) en gedurende de voedingen en het knuffelen worden de darmen snel gekoloniseerd met bacteriën waarmee de microbiota (darmflora) gevormd wordt die dynamisch van samenstelling is. Wat we eten en drinken heeft daar in-vloed op. Op volwassen leeftijd bestaat de menselijke microbiota uit meer dan hon-derd biljoen bacteriën die een belangrijke rol spelen bij de afbraak en aanmaak van stoffen en het immuunsysteem.

Onderzoeken laten zien dat de microbiota van obese mensen verschilt van die van niet-obese mensen. Mogelijk biedt dat aangrijpingspunten voor het beter begrij-pen van de etiologie van obesitas en de behandeling ervan:

- Eén verschil dat is waargenomen is de verhouding tussen de bacteriën van het type *Firmicutes* en *Bacteroidetes*. Dit zijn twee soorten bacteriën die het meeste voorkomen in de darm. Obese mensen zouden meer bacteriën hebben van het type *Firmicutes* (Ley e.a., 2006). Uit onderzoek met muizen is gebleken dat de *Firmicutes*-bacteriën meer voedingsstoffen, en dus ook meer calorieën, uit het voedsel kunnen halen (Turnbaugh e.a, 2006). Latere onderzoeken hebben echter niet kunnen bevestigen dat obesen over meer *Firmicutes*-bacteriën beschikken dan niet-obesen (Duncan e.a., 2008; Schwiertz e.a., 2010). Daarmee is overigens niet gezegd dat er helemaal geen verschil is in de efficiëntie van de microbiota tussen obesen en niet-obesen.
- Een nieuwe kandidaat is de *Akkermansia muciniphila*-bacterie, genoemd naar de Wageningse microbieel ecoloog dr. Antoon Akkermans. Deze bacterie is rijk vertegenwoordigd in het darmslijmvlies van slanke mensen en juist minder in

dat van obese mensen. De bacterie versterkt de darmbarrière en is geassocieerd met minder ontstekingsreactie in vetweefsel en een vermindering van insuline-resistentie. Toediening van deze bacterie aan obese muizen in combinatie met een vetrijk dieet leidt tot afname van de vetmassa (Dao e.a., 2015). Of het een oplossing is voor obesitas, is nog onzeker.

– Andere onderzoeken laten zien dat obesen een lagere diversiteit aan bacterie-stammen hebben dan niet-obesen. Het zou hier gaan om minder bacteriën die korteketenvetzuren (butyraat) produceren en het energieverbruik verhogen (*Roseburia intestinalis, Eubacterium hallii*) (Le Chatelier e.a., 2013).

Dat de microbiota een rol speelt bij gewichtsregulatie is waarschijnlijk. Onduidelijk is nog op welke manier en wat de mogelijkheden zijn voor de praktijk. Bij proefdieren leidt het transplanteren van een 'obese microbiota' naar slanke dieren met een steriele darm tot obesitas. Omgekeerd leidt het tot gewichtsverlies. Amsterdamse onderzoekers hebben gekeken of dit ook bij mensen gebeurt (Vrieze e.a., 2012). Na een darmspoeling kregen negen obese deelnemers met het metabool syndroom de ontlasting ingebracht van slanke deelnemers (BMI<23 kg/m²). Na zes weken verbeterde de insulinegevoeligheid en nam de butyraatvormende microbiota toe. Gewichtsverlies en afname van het vetpercentage bleef achterwege.

Minder drastische experimenten om de microbiota positief te beïnvloeden zijn gedaan met probiotica. Resutaten blijven echter ook hier achterwege (Park & Bae, 2015). Het onderzoeksgebied is nog relatief nieuw en veel kennis is afkomstig van proefdieronderzoek. Het is overigens niet uit te sluiten dat het verschil in microbiota het gevolg is van obesitas en niet de oorzaak. Meer onderzoek is nodig om de complexe relatie tussen microbiota en obesitas op te helderen.

4.2.5.8 Slaap(problemen) en obesitas

Er is een verband tussen kort slapen (<5 uur) en obesitas (Cappuccio e.a., 2008). Een nadere analyse laat zien dat kort slapen is geassocieerd met een hogere energie- en vetinname en onregelmatig eetgedrag (minder hoofdmaaltijden en meer kleine eetmomenten) (Dashti e.a., 2015). Onderliggende mechanismen zijn mogelijk veranderingen in de afgifte van eetlustregulerende hormonen (grehline, leptine) en beloningsprikkels, en het groter aantal beschikbare uren om te eten/snacken. Omdat het om associaties gaat is een causaal verband daarmee niet aangetoond.

Experimentele studies bevestigen dat kort slapen tot een hogere energie-inname leidt, maar ook tot een hoger energieverbruik, meer honger en het kiezen voor grotere porties (Caspers e.a., 2015). Het hogere energieverbruik is goed te verklaren door het lagere energieverbruik tijdens de slaap. Een effect op lichaamsgewicht en eetlustregulerende hormonen werd niet gevonden. Dat zou kunnen komen doordat de studies te kort duurden (maximaal enkele weken) om effecten waar te kunnen nemen. Kleine effecten kunnen op de lange termijn echter een relevante bijdrage leveren.

Obesitas kan ook tot slaapproblemen leiden. Het gaat dan met name om het obstructieveslaapapneusyndroom (OSAS), een slaapstoornis waarbij de ademhaling tijdens de slaap enkele seconden stopt met als gevolg dat er een zuurstoftekort in het bloed optreedt. OSAS is niet onschuldig. Het gaat gepaard met een verhoogd risico op hart- en vaatziekten, hypertensie, diabetes mellitus type 2, metabool syndroom en ongelukken. Gemiddeld heeft 4 procent van de mannen en vrouwen van middelbare leeftijd er last van. Bij mensen met obesitas is dat 40 procent, wat drastisch toeneemt bij stijgende BMI. Mogelijk zijn het met vet omringde en vergrote slokdarmweefsel en/of een vernauwing van de bovenste luchtwegen de oorzaken. Ook de abdominale vetophoping zou de ademhaling kunnen bemoeilijken en de neuromusculaire aansturing van de bovenste luchtwegen verstoren. OSAS en obesitas hebben waarschijnlijk een wisselwerking met elkaar. OSAS leidt tot obesitas en obesitas leidt tot OSAS. Gewichtsverlies van 1 procent laat al een verbetering van de klachten zien.

4.3 Diagnostiek

Anamnese en lichamelijk onderzoek vormen ook bij obese patiënten de basis van de diagnostiek. Uiteraard dienen de ziekte of het syndroom van Cushing en zeldzame genetische syndromen te worden uitgesloten als onderliggend probleem. Daarvoor zijn anamnese en lichamelijk onderzoek vaak voldoende. Cushing wordt gekenmerkt door de gestage ontwikkeling van romp-obesitas, waarbij de vetstapeling niet alleen abdominaal maar ook interscapulair (tussen de schouderbladen) plaatsvindt ('buffalo hump'). Bovendien is er vetstapeling in het gelaat ('moon face'), een kwetsbare, dunne huid, acne, hirsutisme, dunner wordend hoofdhaar, spieratrofie en hypertensie. Alle genetische syndromen worden onder andere gekenmerkt door mentale retardatie.

De diagnostiek die wordt aanbevolen bij patiënten met primaire obesitas is geschetst in kader 2. Het diagnostische programma is gericht op het inschatten van het gezondheidsrisico voor de patiënt. Een positieve familieanamnese wat betreft diabetes mellitus type 2 en/of hart- en vaatziekten, roken en de verschillende componenten van het metabool syndroom verhogen de kans op ziekte aanzienlijk, evenals een BMI van 30 kg/m^2 of meer.

Kader 2 Diagnostiek bij primaire obesitas

Anamnese

- familieanamnese m.b.t. het voorkomen van obesitas, diabetes mellitus en hart-vaatziekten;
- roken;
- angina pectoris;
- claudicatio intermittens;

- dorst;
- polyurie;
- vermoeidheid.

Lichamelijk onderzoek

- BMI;
- middelomtrek;
- bloeddruk;
- hartgrootte/geruisen;
- vaatgeruisen;
- mammae.

Aanvullend onderzoek

- nuchter bloedonderzoek:
  - glucose;
  - totaalcholesterol;
  - HDL-cholesterol;
  - triglyceriden.

4.4   Behandeling

4.4.1   Indicaties voor behandeling

Behandeling wordt geadviseerd bij alle patiënten met een BMI van 30 kg/m^2 of meer en bij patiënten met een BMI van 25 kg/m^2 of meer die ook componenten van het metabool syndroom hebben. Ook de leeftijd van de patiënt is van belang bij de medische indicatiestelling. De diëtist speelt hierbij een belangrijke rol (par. 4.5). Indien patiënten ouder zijn dan 60 jaar en geen metabole afwijkingen, cardiovasculaire ziekte of ernstige gewrichtsklachten hebben, is er geen werkelijke reden tot behandeling.

Zodra de indicatie tot behandeling is gesteld, dient zeker niet altijd gestreefd te worden naar een normale BMI. Er is al belangrijke winst voor de gezondheid te behalen met 5 à 10 kg gewichtsverlies. Het bereiken van een normaal gewicht is voor de meeste patiënten een illusie.

4.4.2   Therapeutische mogelijkheden

De medicamenteuze en chirurgische mogelijkheden voor therapie bij obesitas zijn beschreven in Dieetleer 'Chirurgische behandeling van extreem overgewicht (mor-

bide obesitas)' door prof. dr. J.W.M. Greve en G. Erkens. In deze paragraaf wordt
kort ingegaan op de rol van leefstijlinterventie.

4.4.2.1   Verhoging van het verbruik van energie

Verhoging van het energieverbruik door lichamelijke oefening is onlosmakelijk verbonden met de behandeling van obesitas. Overigens moet niet worden verwacht dat
op korte termijn veel gewichtsverlies zal optreden wanneer de activiteit wordt opge-
schroefd. De toename van de hoeveelheid spierweefsel als gevolg van de oefening
heeft op de lange termijn zeer gunstige metabole effecten. Er blijkt een positief verband te bestaan tussen de omvang van de spiermassa en de hoeveelheid energie die
nodig is voor de basale stofwisseling. Naarmate de spiermassa groter is, neemt het
basale energieverbruik toe. Daarmee wordt het verliezen van vetmassa op de lange
termijn gemakkelijker. Dat is ook de reden waarom de gemiddelde energiebehoefte
van vrouwen lager is dan die van mannen. Gecorrigeerd voor spiermassa is er nauwelijks verschil. Bovendien verbeteren zowel de componenten van het metabool
syndroom door regelmatige fysieke inspanning als de lichaamscompositie en vetverdeling (Miller e.a., 2013). Daardoor neemt de kans op ziekte (ook maligniteiten)
aanzienlijk af, ook wanneer gewichtsverlies uitblijft.

Lichamelijke oefening verdient dus de voorkeur bij de behandeling van obesitas
en de daarmee geassocieerde ziekten. Dat kan zowel in de vorm van duurtraining
als krachttraining. Bij krachttraining kan gedacht worden aan 2 tot 3 sets met 6
tot 10 herhalingen en een belasting van $\geq 75\%$ van het gewicht waarmee maximaal
één correcte herhaling uitgevoerd kan worden (1RM) (Clark, 2015). Krachttraining beperkt het verlies van de vetvrije massa, verlaagt het HbA_{1c} bij een verstoord
glucosemetabolisme en lijkt anti-inflammatoire eigenschappen te hebben, evenals
de voorkeur om de viscerale en subcutane vetdepots aan te spreken (Strasser e.a.,
2012). Het grootste effect wordt echter behaald door een combinatie van een calo-
riebeperkte dieetinterventie en regelmatige fysieke inspanning, eventueel aangevuld met psychotherapie voor gedragsverandering.

De gedachte bestaat dat door meer te gaan bewegen de eetlust toeneemt en de
lichamelijke activiteit gedurende de rest van de dag vermindert. Deze compensa-
tiemechanismen streven naar een neutrale energiebalans en zouden het effect van
lichaamsbeweging op gewichtsverlies verminderen. Studies die hiernaar gekeken
hebben, vonden echter geen consistent bewijs voor deze veronderstellingen (Donnelly e.a., 2014; Washburn e.a., 2014). Lichaamsbeweging blijft zinvol.

Het is verstandig de patiënt zelf, in samenwerking met bijvoorbeeld een fysiotherapeut, een programma te laten opstellen. In de Nederlandse Norm voor Gezond
Bewegen staat dat gezonde mensen met een normaal gewicht minstens 30 minuten
per dag lichte tot matige inspanning (stevig wandelen, fietsen, tuinieren) moeten
verrichten op ten minste vijf dagen per week, maar bij voorkeur elke dag. Dat komt
neer op 150–210 minuten per week. Voor ouderen (55 +) geldt bovendien ook een
krachtnorm van minimaal twee keer per week krachtoefeningen. Het doel ervan is
het onderhouden van de gezondheid en niet gewichtsverlies, hoewel bij mensen

met obesitas een gering gewichtsverlies mogelijk is. Voor een klinisch relevant gewichtsverlies moet gedacht worden aan minimaal 250 minuten lichaamsbeweging
per week. Het verdient aanbeveling de activiteit zo veel mogelijk in het dagelijks
leven te integreren (fietsen naar het werk, traplopen in plaats van met de lift enz.).
Bij een structureel beweegprogramma of sport is het belangrijk dat de activiteit bij
de persoon past om te voorkomen dat hij er vroegtijdig mee stopt.

4.4.2.2   Verminderen van de energie-inneming

Algemene voedingsadviezen

Hoewel zeker niet gezegd is dat obese mensen meer energie consumeren dan mensen met een normaal gewicht, is aanpassing van de voedselinneming de belangrijkste manier om de energiebalans naar de kant van het verbruik te verschuiven. Het
eetgedrag dient blijvend te worden aangepast in twee opzichten. Het belangrijkste is
dat de *Richtlijnen goede voeding* (Gezondheidsraad, 2015) in acht worden genomen
(kader 3).

Kader 3 Richtlijnen goede voeding

Eet volgens een meer plantaardig en minder dierlijk voedingspatroon con-
form de onderstaande richtlijnen.

– Eet dagelijks ten minste 200 gram groente en ten minste 200 gram fruit.
– Eet dagelijks ten minste 90 gram bruin brood, volkorenbrood of andere
  volkorenproducten.
– Eet wekelijks peulvruchten.
– Eet ten minste 15 gram ongezouten noten per dag.
– Neem enkele porties zuivel per dag, waaronder melk of yoghurt.
– Eet een keer per week vis, bij voorkeur vette vis.
– Drink dagelijks drie koppen thee.
– Vervang geraffineerde graanproducten door volkorenproducten.
– Vervang boter, harde margarine en bak- en braadvetten door zachte marga-
  rine, vloeibaar bak- en braadvet en plantaardige oliën.
– Vervang ongefilterde door gefilterde koffie.
– Beperk de consumptie van rood vlees en met name bewerkt vlees.
– Drink zo min mogelijk suikerhoudende dranken.
– Drink geen alcohol of in ieder geval niet meer dan één glas per dag.
– Beperk de inname van keukenzout tot maximaal 6 gram per dag.
– Het gebruik van voedingsstofsupplementen is niet nodig, behalve voor men-
  sen die tot een specifieke groep behoren waarvoor een suppletieadvies geldt.

Een handzame vertaling van deze aanbevelingen naar de dagelijkse praktijk
in de vorm van de Schijf van Vijf is te vinden op de website van het Voe-

> dingscentrum (http://www.voedingscentrum.nl/professionals/schijf-van-vijf/
> op-naar-de-nieuwe-schijf-van-vijf.aspx).
> Bron: Gezondheidsraad, *Richtlijnen goede voeding 2015*

Intermittent vasten

Omdat er geen vaste definitie is voor 'intermittent vasten', bestaan er in de praktijk verschillende vormen. Ze hebben met elkaar gemeen dat een periode waarin niet tot nauwelijks wordt gegeten (70–100% onder de energiebehoefte), wordt afgewisseld met een periode waarin weer zoals gebruikelijk gegeten wordt. De vastenperiode is vaak één dag, maar kan in principe variëren van 12–36 uur. Dit kan door maaltijden over te slaan of door het gebruik van vloeibare caloriearme maaltijden. De theorie erachter is dat:

a. het lichaam zich niet kan aanpassen waardoor effectiever gewicht kan worden verloren;
b. een plateau van gewichtsverlies kan worden doorbroken; en
c. het dieet gemakkelijker is vol te houden.

De effectiviteit is vergelijkbaar met traditionele dagelijkse caloriebeperking (ca. 7% na 2–3 maanden), net als het uitvalpercentage (Harvie e.a., 2011; Varady, 2011; Klempel e.a., 2012). We zien dat ook terug in het uiteindelijke netto calorietekort dat nauwelijks verschilt. Resultaten op de lange termijn (>6 maanden) ontbreken.

Zeer laag calorische diëten

Zeer laag calorische diëten ('very low calorie diets', VLCD) bevatten doorgaans 800 kcal per dag of minder. Het gebruik ervan is alleen geïndiceerd wanneer een medische noodzaak bestaat om op korte termijn veel gewicht te verliezen. Dit kan bijvoorbeeld het geval zijn bij (electieve) operatieve ingrepen. Met deskundige begeleiding kan na twaalf maanden een gewichtsverlies optreden van 13 kg (Avenell e.a., 2004). Dat is meer dan een laag calorisch dieet met doorgaans 800–1.200 kcal per dag ('low calorie diet', LCD). Op de lange termijn (1–5 jaar) is het gewichtsverlies van ongeveer 6 kg vergelijkbaar (Tsai & Wadden, 2006).

Een andere indicatie voor VLCD is obesitas met zeer moeilijk behandelbare diabetes mellitus type 2. Korte (enkele weken) interventies met VLCD kunnen de metabole regulatie dramatisch verbeteren en cardiovasculaire risicofactoren verminderen (Sellahewa e.a., 2015). Daarbij dient te worden opgemerkt dat het gebruik van bloedsuikerverlagende medicatie veelal gestaakt of sterk verminderd moet worden om hypoglykemie tijdens de interventie te voorkomen. Na een succesvolle interventie heeft de patiënt vaak nog maar een fractie van de medicatie nodig (Jazet e.a., 2007).

In de afgelopen jaren is gebleken dat het gebruik van VLCD als initiële therapie voor obesitas heel vaak op een grote teleurstelling uitloopt. Onmiddellijk na het staken van de behandeling komt een grote meerderheid van de patiënten snel terug op het oude gewicht. Tijdens de VLCD-behandeling heeft de patiënt immers geen enkele mogelijkheid gehad om in te spelen op een nieuwe situatie waarbij het eetgedrag levenslang en dus op een voor de patiënt acceptabele manier veranderd moet worden. Na staken van het VLCD vallen de meeste patiënten terug in hun oude eetpatroon (Dieetleer 'Beoordeling van gangbare en minder gangbare vermageringsdiëten en voedingsadviezen' van prof. dr. E.M.H. Mathus-Vliegen). Voedingsaanpassingen na de VLCD-behandeling kunnen dit beperken (Johansson e.a., 2014). In Nederland is deskundige begeleiding bij VLCD niet zo gebruikelijk als dat het in Amerika is. Dat kan verklaren waarom de gevonden langetermijnresultaten in Amerikaanse studies gunstiger zijn dan in de Nederlandse praktijk.

Koolhydraatbeperkte diëten

Mede dankzij het Atkins-dieet van dr. Robert Atkins is koolhydraatbeperking populair geworden en gebleven. De theorie erachter is dat koolhydraatbeperking de bloedglucosespiegel minder laat stijgen, waardoor ook de insulineafgifte beperkt blijft. Doordat insuline de lipolyse remt, wordt de afgifte ervan in verband gebracht met vetopslag en gewichtstoename. Insuline stimuleert echter ook de verzadiging (Pliquett e.a., 2006). Melk zorgt bovendien, net als andere eiwitrijke voedingsmiddelen (zoals vlees, ei, vis en bonen), voor een insulinerespons (Holt e.a., 1997), terwijl de consumptie ervan niet leidt tot gewichts- of vettoename (Chen e.a., 2012).

Studies laten zien dat koolhydraatbeperking ($\leq$45 en%) op de korte termijn (zes maanden) resulteert in een groter gewichtsverlies dan vetbeperking ($\leq$30 en%). Dit verschil verdwijnt echter na twaalf maanden (Hu e.a., 2012). Vergeleken met gebalanceerde, iso-calorische diëten zijn er zowel op de korte termijn (3–6 maanden) als op de lange termijn (1–2 jaar) geen voordelen gevonden van koolhydraatbeperking (Naude e.a., 2014).

Verklaringen voor het gunstige effect van koolhydraatbeperking op de korte termijn zijn het verlies van vocht door het ledigen van de glycogeendepots (opslag van glucose met water) en het relatief grote aandeel eiwitten dat leidt tot verzadiging.

Ketogeen dieet

Wanneer de koolhydraatinname daalt tot ongeveer 50 gram/dag of minder (ca. < 10 en%), spreekt men van een ketogeen dieet. Het lichaam raakt dan in ketose, niet te verwarren met ketoacidose. Bij een ketogeen dieet gaat het lichaam door een gebrek aan glucose uit de voeding over tot de verbranding van vetzuren. Het is een beschermingsmechanisme om te voorkomen dat kostbare spiereiwitten als brandstof worden aangewend (gluconeogenese). Bij dit metabole proces ontstaan ketonlichamen (aceton, bètahydroxyboterzuur, acetoacetaat) die gebruikt worden voor de energie-voorziening en waarschijnlijk de verzadiging stimuleren (Gibson e.a., 2015).

Een meta-analyse met studies van 12–24 maanden laat zien dat een ketogeen dieet tot een extra gewichtsverlies van 0,9 kg leidt vergeleken met een vetbeperkt dieet (<30 en% vet) (Bueno e.a., 2013). Een subanalyse van alleen studies met een duur van 24 maanden laat zien dat het gewichtsverlies niet meer significant is. Een nadeel van het ketogeen dieet is dat het behoorlijke voedingsaanpassingen vraagt en daardoor lastig vol te houden is. Bovendien is het de vraag of het gewichtsverlies praktisch relevant is.

Eiwitrijke diëten

Van alle macronutriënten verzadigen eiwitten het beste. Daarnaast hebben ze de hoogste dieetgeïnduceerde thermogenese (DIT) en kunnen ze verlies van vetvrije massa tijdens calorierreductie beperken. Dat zijn gunstige eigenschappen voor ge-wichtsverlies. Wanneer niet wordt gekeken of een eiwitrijk dieet hoog of laag in vet is, kan een eiwitrijke voeding tot een gewichtsverlies leiden van een bescheiden 0,4 kg binnen 1–2 jaar (Clifton e.a., 2014). Wordt er alleen gekeken naar eiwitrijke diëten die laag in vet zijn (dus zonder Atkins-achtige diëten) wordt er binnen 1–2 jaar geen effect op het lichaamsgewicht gevonden (Schwingshackl & Hoffmann, 2013). Een eiwitrijke voeding lijkt dus geen meerwaarde te hebben in combinatie met vetbeperking.

Vetbeperkte diëten

Traditioneel zijn (on)bewust veel dieetstrategieën gebaseerd op vetbeperking. Voor-keursproducten zijn bijvoorbeeld magere zuivel en mager vlees in plaats van de vetrijkere varianten. Logischerwijs wordt daarmee ook een calorierreductie bereikt. Inmiddels zijn er veel studies verschenen naar het effect van vetbeperking op het lichaamsgewicht. Op basis van studies met een duur van minimaal één jaar en met correctie voor de intensiteit van het dieet blijkt vetbeperking (≤30 en%) het niet beter te doen dan andere diëten (Tobias e.a., 2015). Wel leidt vetbeperking tot een extra gewichtsverlies van 1,4 kg vergeleken met het gewoonlijke dieet dat mensen vooraf hadden.

Macronutriënten versus voedingsmiddelen

Een tekortkoming aan diëten waarin het accent op de hoeveelheid macronutriënten ligt, is dat de uitvoering ervan in de praktijk kan variëren en daardoor lastig is. Een vetbeperkt dieet kan namelijk op verschillende manieren worden uitgevoerd, bijvoorbeeld met voedingsmiddelen met een hoog- of laagglykemische index. In de supermarkt zijn voedingsmiddelen te koop en geen macronutriënten. Bovendien

Tabel 4.6 Kenmerken van een aantal voedingspatronen.

Voedingspatroon	Kenmerken
mediterraan	brood en andere tarweproducten, groente en fruit, peulvruchten, vis, olijfolie, noten, wijn; beperkt gebruik van vlees, eieren, melk, kaas en suiker
nieuw-Scandinavisch	groente, fruit, peulvruchten, verse kruiden, aardappelen, wilde planten, paddenstoelen, volkorengraanproducten, noten, vis, halfvolle en magere zuivel, schaal- en schelpdieren, vlees van vee uit de wei en uit vrije uitloop, en wild
vegetarisch	kan variëren tot het mijden van alleen vlees (lacto-ovovegetariërs) tot alle dierlijke producten (veganisten)
paleolithisch	vlees, vis, fruit, groenten, knollen, eieren en noten; geen zuivel, granen, peulvruchten, geraffineerde vetten en toegevoegde suikers

Bron: Gezondheidsraad, Voedingspatronen, 2015

is het onmogelijk om de inname van één macronutriënt te verhogen of te verlagen zonder een ander macronutriënt te wijzigen. Tegenwoordig is er daarom steeds meer aandacht om het accent te verleggen van macronutriënten naar voedingsmiddelen en voedingspatronen. De consumptie van voldoende vezelrijke producten en zuivel en een beperking van suikerrijk voedsel/dranken, geraffineerde graanproducten en vlees is geassocieerd met een minder sterke gewichtstoename (Fogelholm e.a., 2012). Deze adviezen komen ook terug in de 'Richtlijnen goede voeding'. De verhouding macronutriënten lijkt hierbij neutraal te zijn. Het verhogen van de fruit- en groenteconsumptie lijkt overigens niet tot gewichtsverlies te leiden wanneer andere voedingsaanpassingen die leiden tot caloriereductie, ontbreken (Kaiser e.a., 2014).

Voedingspatronen

Er zijn voedingspatronen die aan populariteit winnen en in verband worden gebracht met gezondheidsvoordelen, waaronder gewichtsverlies, verminderde gewichtstoename of afname van de middelomtrek. Voorbeelden zijn het mediterraan, nieuw-Scandinavisch, paleolithisch en vegetarische voedingspatroon. Deze voedingspatronen kenmerken zich door de consumptie van een combinatie van bepaalde voedingsmiddelen (Tab. 4.6). Gunstige effecten kunnen daarom niet worden toegeschreven aan één bepaald voedingsmiddel in dat voedingspatroon. Al deze voedingspatronen laten gunstige effecten zien op het lichaamsgewicht (Adamsson e.a., 2011; Esposito e.a., 2011; Poulsen e.a., 2014; Barnard e.a., 2015; Poulsen e.a., 2015) of de middelomtrek (Kastorini e.a., 2011; Manheimer e.a., 2015). Ze hebben met elkaar gemeen dat de voeding gevarieerd en onbewerkt is, met een lage energiedichtheid en voor een groot deel plantaardig. Niet zelden gaat een bewuste keuze voor een dergelijk voedingspatroon samen met een gezonde leefstijl. Vegetariërs roken bijvoorbeeld minder en zijn lichamelijk actiever dan niet-vegetariërs.

Gedragstherapeutische ondersteuning

Tegenwoordig is er steeds meer aandacht voor gedrag als onderdeel van zowel de etiologie als de behandeling van obesitas. De meeste mensen kunnen in hoofdlijnen wel aangeven wat gezonde voeding is en wat ze aan hun voeding zouden kunnen veranderen om gewicht te verliezen. De grote uitdaging is om deze kennis om te zetten in blijvende gedragsverandering. Geen enkel voedingsmiddel leidt immers tot gewichtstoename wanneer het niet geconsumeerd wordt.

Gedragstherapie wordt gebruikt om de noodzakelijke verandering van eetgedrag te ondersteunen. Dat kan zowel individueel als in een groep plaatsvinden. De bijeenkomsten vinden ten minste eenmaal per week plaats en duren een uur. Individuele therapie wordt ook wel toegepast. Wie het meest voor een van de beide vormen van behandeling in aanmerking komt, is niet duidelijk. Het beste is de keuze aan de patiënt te laten.

De effecten zijn ongeveer vergelijkbaar met die van medicamenteuze behandeling. Tijdens gedragstherapeutische programma's in de eerstelijnszorg verliezen de patiënten gemiddeld 1,3 kg na twaalf maanden en 1,2 kg na 24 maanden (Booth e.a., 2014). In het eerste jaar na het staken van de behandeling komen de meeste patiënten weer aan (ca. 30–50 procent van het gewicht dat ze hadden verloren). Regelmatige lichamelijke training (ten minste vijfmaal per week gedurende een halfuur) kan deze toename van gewicht voor een deel voorkomen.

Kader 4 Leefstijlinterventie bij obesitas

Lichamelijke oefening: ten minste vijfmaal per week gedurende een uur matige inspanning (fietsen, stevig doorwandelen).
- *Voeding*: volgens de *Richtlijnen goede voeding*.
  Een praktische vertaling van deze algemene richtlijnen is te vinden op www.voedingscentrum.nl.
- *Gedragstherapeutische ondersteuning*: indien gewenst kan dit aanvullend aan voedings- en beweeginterventies worden gedaan. De praktische invulling ervan vraagt een individuele aanpak.

4.5 Rol van de diëtist

De diëtist speelt een belangrijke rol bij de behandeling van obesitas. Voedingsvoorlichting en ondersteuning bij gedragsverandering verhogen de kans van slagen. De patiënt moet op de hoogte worden gebracht van de beginselen van 'gezonde' voeding en gezond eetgedrag. Voorlichting over de energetische waarde van verschillende voedingsbestanddelen is ook van belang. Hoewel beperking van de inneming van voedsel uiteraard belangrijk is, moet de nadruk bij de voorlichting liggen op de samenstelling van de voeding. Te veel aandacht voor energiebeperking maakt dat de patiënt het belang van de voedselsamenstelling uit het oog verliest en bovendien geobsedeerd raakt door de opgelegde beperking. Tijdens energiebeperking ontstaan regelmatig eetstoornissen, zoals 'binge eating disorder': de patiënt krijgt eetaanvallen zónder dat hij daarbij braakt of zich laxeert (zoals wel het geval is bij boulimia en anorexia nervosa).

De patiënt dient ook inzicht te krijgen in het eigen eetgedrag. Daarvoor is het bijhouden van een eetdagboek zeer geschikt. Uit de literatuur is bekend dat de dieetanamnese van patiënten met obesitas vaak onderhevig is aan onderrapportage. Het is belangrijk erachter te komen in welke situaties het meest wordt gegeten (bijv. bij stress of voor de televisie). Op grond van die gegevens kan het eetgedrag op een voor de patiënt acceptabele wijze worden aangepast.

Het is belangrijk aan het begin van de behandeling een reëel doel te stellen met betrekking tot het na te streven gewichtsverlies. In het algemeen is een normaal gewicht voor mensen met een BMI van 30 kg/m^2 of meer niet haalbaar. In eerste instantie is het streven een gewichtsverlies van 5–15 procent in een jaar, waarna een stabilisatieperiode volgt van vijf jaar. Om teleurstelling te voorkomen is het belangrijk om naar een reëel streefgewicht toe te werken. Soms moet het streefgewicht tijdens de behandeling worden aangepast.

Kader 5 Rol van de diëtist

Voorkeursmoment voor verwijzing naar de diëtist (www.artsenwijzer.info):

- BMI$\geq$25 kg/m^2 en/of middelomtrek voor mannen$\geq$94 cm en voor vrouwen$\geq$80 cm of 22 kg/m^2 bij mensen van Aziatische origine.
- BMI$\geq$25 kg/m^2 en comorbiditeit.
- BMI$\geq$30 kg/m^2 met en zonder comorbiditeit.
- Bij morbide obesitas: BMI$\geq$35kg/m^2 met comorbiditeit of BMI$\geq$40 kg/m^2.
- Voor- en natraject bij metabole chirurgie.
- Bij een sterk oplopende BMI en/of middelomtrek.

Relevante gegevens voor de diëtist (www.artsenwijzer.info):

- Diagnose: overgewicht/obesitas, comorbiditeit, aanwezigheid slaapapneu, COPD, depressie, bekend met eetstoornis in verleden, relevante medische voorgeschiedenis, psychische en sociale problematiek.
- Laboratoriumgegevens: nuchtere glucose, lipiden (inclusief triglyceriden), bloeddruk, HbA$_{1c}$, nuchtere insuline, MDRD, TSH, leverfuncties, natrium, kalium.
- Medicatie: glucoseverlagende medicijnen, bètablokkers, diuretica, ACE-remmers, cholesterolverlagende medicijnen, thyrax, psychofarmaca, corticosteroïden, antihistaminica, antimigrainemiddelen.
- Overig: lengte, gewicht(sverloop), alcoholmisbruik of andere verslavingen, betrokkenheid van andere zorgverleners.

4.6 Conclusies

Obesitas is een veelvoorkomende risicofactor voor een aantal ziekten. Gewichtsverlies verbetert het risicoprofiel en verlaagt het ziekterisico. De mechanismen die tot de ontwikkeling van obesitas leiden, zijn ingewikkeld en slechts zeer ten dele begrepen. De behandeling is moeilijk, onder andere door de obesogene omgeving vol verleidingen en de complexiteit van gedragsverandering. Een team bestaande uit een diëtist, arts en fysiotherapeut dient een programma te ontwerpen dat acceptabel is voor de patiënt. Verandering van eetgedrag en lichamelijke activiteit vormen de hoekstenen van dit programma. Eventueel kan de verandering van eetgedrag gedragstherapeutisch, medicamenteus of chirurgisch worden ondersteund.

Referenties

Adamsson V, Reumark A, Fredriksson IB, e.a. Effects of a healthy Nordic diet on cardiovascular risk factors in hypercholesterolaemic subjects: a randomized controlled trial (NORDIET). *J Intern Med* 2011; 269(2): 150–159.

Avenell A, Brown TJ, McGee MA, e.a. What are the long-term benefits of weight reducing diets in adults? A systematic review of randomized controlled trials. *J Hum Nutr Diet* 2004; 17(4): 317–335.

Badman MK, Flier JS. The gut and energy balance: visceral allies in the obesity wars. *Science* 2005; 307(5717): 1909–1914.

Bagheri M, Speakman JR, Shabbidar S, e.a. A dose-response meta-analysis of the impact of body mass index on stroke and all-cause mortality in stroke patients: a paradox within a paradox. *Obes Rev* 2015; 16(5): 416–423.

Barnard ND, Levin SM, Yokoyama Y. A systematic review and meta-analysis of changes in body weight in clinical trials of vegetarian diets. *J Acad Nutr Diet* 2015; 115(6): 954–969.

Berg SW van den, Dolle MET, Boer JMA. *Genetic contribution to obesity: a literature review.* Rapport nr. 350020005. Bilthoven: RIVM, 2007.

Blokstra A, Vissink P, Venmans LMAJ, Holleman P, Schouw YT van der, Smit HA. *Nederland de Maat Genomen, 2009–2010. Monitoring van risicofactoren in de algemene bevolking.* Bilthoven: Rijksinstituut voor Volksgezondheid en Milieu (RIVM), 2011.

Blüher M. Adipose tissue dysfunction in obesity. *Exp Clin Endocrinol Diabetes* 2009; 117(6): 241–250.

Booth HP, Prevost TA, Wright AJ, e.a. Effectiveness of behavioural weight loss interventions delivered in a primary care setting: a systematic review and meta-analysis. *Fam Pract* 2014; 31(6): 643–653.

Bouchard C, Tremblay A, Després JP, e.a. The response to long-term overfeeding in identical twins. *N Engl J Med* 1990; 322(21): 1477–1482.

Bueno NB, Melo IS de, Oliveira SL de, e.a. Very-low-carbohydrate ketogenic diet v. low-fat diet for long-term weight loss: a meta-analysis of randomised controlled trials. *Br J Nutr* 2013; 110(7): 1178–1187.

Calder PC, Ahluwalia N, Brouns F, e.a. Dietary factors and low-grade inflammation in relation to overweight and obesity. *Br J Nutr* 2011; 106(Suppl 3): S5–78.

Capers PL, Fobian AD, Kaiser KA, e.a. A systematic review and meta-analysis of randomized controlled trials of the impact of sleep duration on adiposity and components of energy balance. *Obes Rev* 2015; 16(9): 771–782.

Cappuccio FP, Taggart FM, Kandala NB, e.a. Meta-analysis of short sleep duration and obesity in children and adults. *Sleep* 2008; 31(5): 619–626.

Castañeda TR, Tong J, Datta R, e.a. Ghrelin in the regulation of body weight and metabolism. *Front Neuroendocrinol* 2010;31(1): 44–60.

Cerhan JR, Moore SC, Jacobs EJ, e.a. A pooled analysis of waist circumference and mortality in 650,000 adults. *Mayo Clin Proc* 2014; 89(3): 335–345.

Chen M, Pan A, Malik VS, e.a. Effects of dairy intake on body weight and fat: a meta-analysis of randomized controlled trials. *Am J Clin Nutr* 2012; 96(4): 735–747.

Clark JE. Diet, exercise or diet with exercise: comparing the effectiveness of treatment options for weight-loss and changes in fitness for adults (18–65 years old) who are overfat, or obese; systematic review and meta-analysis. *J Diabetes Metab Disord* 2015 Apr 17;14:31.

Clifton PM, Condo D, Keogh JB. Long term weight maintenance after advice to consume low carbohydrate, higher protein diets–a systematic review and meta analysis. *Nutr Metab Cardiovasc Dis* 2014; 24(3): 224–235.

Dao MC, Everard, Aron-Wisnewsky J, e.a. Akkermansia muciniphila and improved metabolic health during a dietary intervention in obesity: relationship with gut microbiome richness and ecology. *Gut* 2015. pii: gutjnl-2014–308778.

Dashti HS, Scheer FA, Jacques PF, e.a. Short Sleep Duration and Dietary Intake: Epidemiologic Evidence, Mechanisms, and Health Implications. *Adv Nutr* 2015; 6(6): 648–659.

Donnelly JE, Herrmann SD, Lambourne K, e.a. Does increased exercise or physical activity alter ad-libitum daily energy intake or macronutrient composition in healthy adults? A systematic review. *PLoS One* 2014; 9(1): e83498.

Donnelly JE, Blair SN, Jakicic JM, e.a. American College of Sports Medicine. American College of Sports Medicine Position Stand. Appropriate physical activity intervention strategies for weight loss and prevention of weight regain for adults. *Med Sci Sports Exerc* 2009; 41(2): 459–471.

Drenowatz C. Energy Balance and the association between energy expenditure and dietary intake. *J Behav Health* 2012; 1(4): 315–321.

Duncan SH, Lobley GE, Holtrop G, e.a. Human colonic microbiota associated with diet, obesity and weight loss. *Int J Obes* 2008; 32: 1720–1724.

Esposito K, Kastorini CM, Panagiotakos DB, e.a. Mediterranean diet and weight loss: meta-analysis of randomized controlled trials. *Metab Syndr Relat Disord* 2011; 9(1): 1–12.

Expert Panel on Detection EaToHBCiA. Executive summary of the third report of the National Cholesterol Education Program (NCEP) expert panel on detection, evaluation, and treatment of high blood cholesterol in adults (Adult Treatment Panel III). *JAMA* 2001; 285(19): 2486–2497.

Fleischmann E, Teal N, Dudley J, e.a. Influence of excess weight on mortality and hospital stay in 1346 hemodialysis patients. *Kidney Int* 1999; 55(4): 1560–1567.

Fogelholm M, Anderssen S, Gunnarsdottir I, e.a. Dietary macronutrients and food consumption as determinants of long-term weight change in adult populations: a systematic literature review. *Food Nutr Res* 2012; 56: 19103.

Forouzanfar MH, e.a. Global, regional, and national comparative risk assessment of 79 behavioural, environmental and occupational, and metabolic risks or clusters of risks in 188 countries, 1990–2013: a systematic analysis for the Global Burden of Disease Study 2013. *Lancet* 2015; 386(10010) 2287–2323.

Frayling TM, Timpson NJ, Weedon MN, e.a. A common variant in the FTO gene is associated with body mass index and predisposes to childhood and adult obesity. *Science* 2007; 316(5826): 889–894.

Frontera M, Dickins B, Plagge A, e.a. Imprinted genes, postnatal adaptations and enduring effects on energy homeostasis. *Adv Exp Med Biol* 2008; 626: 41–61.

Gezondheidsmonitor GGD'en, CBS en RIVM. *Gezondheidsmonitor GGD'en, CBS en RIVM, 2012.*

Gezondheidsraad. *Voedingspatronen – Achtergronddocument bij Richtlijnen goede voeding 2015.* Publicatienr. A15/29. Den Haag: Gezondheidsraad, 2015.

Gezondheidsraad. *Richtlijnen goede voeding 2015.* Publicatienr. 2015/24. Den Haag: Gezondheidsraad, 2015.

Gibson AA, Seimon RV, Lee CM, e.a. Do ketogenic diets really suppress appetite? A systematic review and meta-analysis. *Obes Rev* 2015; 16(1): 64–76.

Grundy SM, Cleeman JI, Daniels SR, e.a. Diagnosis and management of the metabolic syndrome: an American Heart Association/National Heart, Lung, and Blood Institute Scientific Statement. *Circulation* 2005; 112(17): 2735–2752.

Harvie MN, Pegington M, Mattson MP, e.a. The effects of intermittent or continuous energy restriction on weight loss and metabolic disease risk markers: a randomized trial in young overweight women. *Int J Obes (Lond)* 2011; 35(5): 714–727.

Holt SH, Miller JC, Petocz P. An insulin index of foods: the insulin demand generated by 1000-kJ portions of common foods. *Am J Clin Nutr* 1997; 66(5): 1264–1276.

Hu T, Mills KT, Yao L, e.a. Effects of low-carbohydrate diets versus low-fat diets on metabolic risk factors: a meta-analysis of randomized controlled clinical trials. *Am J Epidemiol* 2012; 176)Suppl 7): S44–54.

Jazet IM, Craen AJ de, Schie EM van, e.a. Sustained beneficial metabolic effects 18 months after a 30-day very low calorie diet in severely obese, insulin-treated patients with type 2 diabetes. *Diabetes Res Clin Pract* 2007; 77(1): 70–76.

Jialin W, Yi Z, Weijie Y. Relationship between body mass index and mortality in hemodialysis patients: a meta-analysis. *Nephron Clin Pract* 2012; 121(3–4): c102–111.

Johansson K, Neovius M, Hemmingsson E. Effects of anti-obesity drugs, diet, and exercise on weight-loss maintenance after a very-low-calorie diet or low-calorie diet: a systematic review and meta-analysis of randomized controlled trials. *Am J Clin Nutr* 2014; 99(1): 14–23.

Fleischmann E, Teal N, Dudley J, May W, Bower JD, Salahudeen AK. Influence of excess weight on mortality and hospital stay in 1346 hemodialysis patients. *Kidney Int* 1999; 55(4): 1560–1567.

Kaiser KA, Brown AW, Bohan Brown MM, Shikany JM, Mattes RD, Allison DB. Increased fruit and vegetable intake has no discernible effect on weight loss: a systematic review and meta-analysis. *Am J Clin Nutr* 2014; 100(2): 567–576.

Kahn SE, Hull RL, Utzschneider KM. Mechanisms linking obesity to insulin resistance and type 2 diabetes. *Nature* 2006; 444(7121): 840–846.

Kastorini CM, Milionis HJ, Esposito K, e.a. The effect of Mediterranean diet on metabolic syndrome and its components: a meta-analysis of 50 studies and 534,906 individuals. *J Am Coll Cardiol* 2011; 57(11): 1299–1313.

Klempel MC, Kroeger CM, Bhutani S, e.a. Intermittent fasting combined with calorie restriction is effective for weight loss and cardio-protection in obese women. *Nutr J* 2012; 11: 98.

Le Chatelier E, Nielsen T, Qin J, e.a. Richness of human gut microbiome correlates with metabolic markers. *Nature* 2013; 500(7464): 541–546.

Levine JA, Lanningham-Foster LM, McCrady SK, e.a. Interindividual variation in posture allocation: possible role in human obesity. *Science* 2005; 307(5709): 584–586.

Ley RE, Turnbaugh PJ, Klein S, Gordon JI. Microbial ecology: human gut microbes associated with obesity. *Nature* 2006; 444: 1022–1023.

Manheimer EW, Zuuren EJ van, Fedorowicz Z, e.a. Paleolithic nutrition for metabolic syndrome: systematic review and meta-analysis. *Am J Clin Nutr* 2015; 102(4): 922–932.

Marken Lichtenbelt van WD, Vanhommerig JW, Smulders NM, e.a. Cold-activated brown adipose tissue in healthy men. *N Engl J Med* 2009; 360(15): 1500–1508.

Mencarelli M, Zulian A, Cancello R, Alberti L, e.a. A novel missense mutation in the signal peptide of the human POMC gene: a possible additional link between early-onset type 2 diabetes and obesity. *Eur J Hum Genet* 2012; 20(12): 1290–1294.

Mason C, Foster-Schubert KE, Imayama I, e.a. Dietary weight loss and exercise effects on insulin resistance in postmenopausal women. *Am J Prev Med* 2011; 41(4): 366–375.

Miller CT, Fraser SF, Levinger I, e.a. The effects of exercise training in addition to energy restriction on functional capacities and body composition in obese adults during weight loss: a systematic review. *PLoS One* 2013; 8(11): e81692.

Morton GJ, Cummings DE, Baskin DG, e.a. Central nervous system control of food intake and body weight. *Nature* 2006; 443(7109): 289–295.

Mottillo S, Filion KB, Genest J, e.a. The metabolic syndrome and cardiovascular risk a systematic review and meta-analysis. *J Am Coll Cardiol* 2010; 56(14): 1113–1132.

Naude CE, Schoonees A, Senekal M. Low carbohydrate versus isoenergetic balanced diets for reducing weight and cardiovascular risk: a systematic review and meta-analysis. *PLoS One* 2014; 9(7): e100652.

Ng M, Fleming T, Robinson M, Thomson B, e.a. Global, regional, and national prevalence of overweight and obesity in children and adults during 1980–2013: a systematic analysis for the Global Burden of Disease Study 2013. *Lancet* 2014; 384(9945): 766–781.

Niedziela J, Hudzik B, Niedziela N, e.a. The obesity paradox in acute coronary syndrome: a meta-analysis. *Eur J Epidemiol* 2014; 29(11): 801–812.

Park S, Bae JH. Probiotics for weight loss: a systematic review and meta-analysis. *Nutr Res* 2015; 35(7): 566–575.

Pliquett RU, Führer D, Falk S, e.a. The effects of insulin on the central nervous system–focus on appetite regulation. *Horm Metab Res* 2006; 38(7): 442–446.

Poulsen SK, Due A, Jordy AB, e.a. Health effect of the New Nordic Diet in adults with increased waist circumference: a 6-mo randomized controlled trial. *Am J Clin Nutr* 2014; 99(1): 35–45.

Poulsen SK, Crone C, Astrup A, Larsen TM. Long-term adherence to the New Nordic Diet and the effects on body weight, anthropometry and blood pressure: a 12-month follow-up study. *Eur J Nutr* 2015; 54(1): 67–76.

Rankinen T, Bouchard C. Genetics of food intake and eating behavior phenotypes in humans. *Ann Rev Nutr* 2006a; 26: 413–434.

Rankinen T, Zuberi A, Chagnon YC, e.a. The human obesity gene map: the 2005 update. *Obesity* 2006b; 14(4): 529–644.

Ravussin E, Lillioja S, Knowler WC, e.a. Reduced rate of energy expenditure as a risk factor for body-weight gain. *N Engl J Med* 1988; 318: 467–472.

Sattar N, Gaw A, Scherbakova O, e.a. Metabolic syndrome with and without C-reactive protein as a predictor of coronary heart disease and diabetes in the West of Scotland Coronary Prevention Study. *Circulation* 2003; 108(4): 414–419.

Schwiertz A, Taras D, Schäfer K, e.a. Microbiota and SCFA in lean and overweight healthy subjects. *Obesity (Silver Spring)* 2010; 18(1): 190–195.

Schwingshackl L, Hoffmann G. Long-term effects of low-fat diets either low or high in protein on cardiovascular and metabolic risk factors: a systematic review and meta-analysis. *Nutr J* 2013; 12: 48.

Sellahewa L, Khan C, Lakkunarajah S, e.a. A systematic review of evidence on the use of very low calorie diets in people with diabetes. *Curr Diabetes Rev* 2015 Oct 5.

Sharma A, Lavie CJ, Borer JS, e.a. Meta-analysis of the relation of body mass index to all-cause and cardiovascular mortality and hospitalization in patients with chronic heart failure. *Am J Cardiol* 2015; 115(10): 1428–1434.

Speakman JR. A nonadaptive scenario explaining the genetic predisposition to obesity: the 'predation release' hypothesis. *Cell Metab* 2007; 6(1): 5–12.

Strasser B, Arvandi M, Siebert U. Resistance training, visceral obesity and inflammatory response: a review of the evidence. *Obes Rev* 2012; 13(7): 578–591.

Stunkard AJ, Harris JR, Pedersen NL, e.a. The body-mass index of twins who have been reared apart. *N Engl J Med* 1990; 322(21): 1483–1487.

Tian J, Venn A, Otahal P, e.a. The association between quitting smoking and weight gain: a systemic review and meta-analysis of prospective cohort studies. *Obes Rev* 2015; 16(10): 883–901.

Tobias DK, Chen M, Manson JE, e.a. Effect of low-fat diet interventions versus other diet interventions on long-term weight change in adults: a systematic review and meta-analysis. *Lancet Diabetes Endocrinol* 2015 Oct 29. pii: S2213–8587(15)00367–8.

Tsai AG, Wadden TA. The evolution of very-low-calorie diets: an update and meta-analysis. *Obesity (Silver Spring)* 2006; 14(8): 1283–1293.

Turnbaugh PJ, Ley RE, Mahowald MA, e.a. An obesity-associated gut microbiome with increased capacity for energy harvest. *Nature* 2006; 444(7122): 1027–1031.

Varady KA. Intermittent versus daily calorie restriction: which diet regimen is more effective for weight loss? *Obes Rev* 2011; 12(7): e593–601.

Vatier C, Gautier JF, Vigouroux C. Therapeutic use of recombinant methionyl human leptin. *Biochimie* 2012; 94(10): 2116–2125.

Vijgen GH, Bouvy ND, Teule GJ, e.a. Increase in brown adipose tissue activity after weight loss in morbidly obese subjects. *J Clin Endocrinol Metab* 2012; 97(7): E1229–1233.

Vrieze A, Nood E van, Holleman F, e.a. Transfer of intestinal microbiota from lean donors increases insulin sensitivity in individuals with metabolic syndrome. *Gastroenterology* 2012; 143(4): 913–916.e7.

Wang L, Liu W, He X, e.a. Association of overweight and obesity with patient mortality after acute myocardial infarction: a meta-analysis of prospective studies. *Int J Obes (Lond)* 2015 Sep 4. doi: 10.1038/ijo.2015.176. [Epub ahead of print]

Washburn RA, Szabo AN, Lambourne K, e.a. Does the method of weight loss effect long-term changes in weight, body composition or chronic disease risk factors in overweight or obese adults? A systematic review. *PLoS One* 2014; 9(10): e109849.

Washburn RA, Lambourne K, Szabo AN, e.a.Does increased prescribed exercise alter non-exercise physical activity/energy expenditure in healthy adults? A systematic review. *Clin Obes* 2014; 4(1): 1–20.

WHO Expert Consultation. Appropriate body-mass index for Asian populations and its implications for policy and intervention strategies. *Lancet* 2004; 363(9403): 157–163.

Yoon YS, Oh SW. Optimal waist circumference cutoff values for the diagnosis of abdominal obesity in Korean adults. *Endocrinol Metab (Seoul)* 2014; 29(4): 418–426.

Printed in the United States
By Bookmasters